女性限定鍼灸サロンが薦める

美ツボBook

CHIHIRO 著
AcupunctureLounge　CALISTA 院長

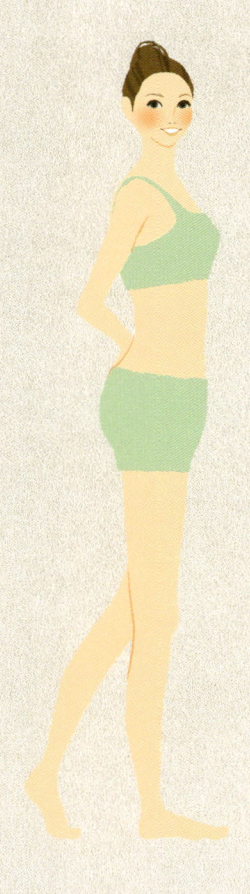

医道の日本社
Ido·No·Nippon·Sha

CONTENTS
美ツボBook

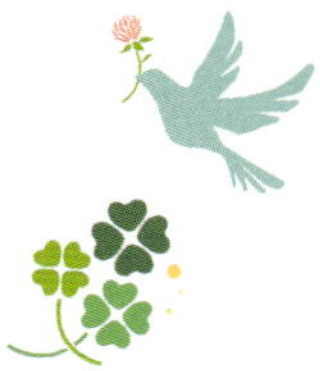

はじめに

message

鍼灸は二千年以上昔に生まれました。

「癒」という文字の語源は、
「鍼で傷を治療し、心をいやす」であると言われています。

症状も、受け止め方次第。

受け止め方が変わると、
心が変わり、心が変わると、身体も変わります。

「心身同源《しんしんどうげん》」（心と身体は一つである）の考えを基に、
症状の気になるところだけでなく、
身体全体との繋がりを大切にしながら
ツボをご紹介させていただきました。

この本を手にしてくださった方が、
ご自身の心と身体を慈しみ、
健やかな毎日をお過ごしになりますことを、
心から願っています。

CALISTA 院長　CHIHIRO

東洋医学の考え方

経絡・ツボとは

　身体には、手の太陰肺経《たいいんはいけい》や陽明《ようめい》胃《い》経《けい》など「正経十二経絡《せいけいけいらく》」という12の経絡と、この正経十二経絡を補う任《にん》脈《みゃく》、督脈《とくみゃく》などの「奇経八脈《きけいはちみゃく》」と呼ばれる8つの経絡が主に、存在しています。経絡には全身の「気」が流れており、この流れがスムーズな状態が理想ですが、「気」の流れが滞ると身体に不調が起こります。ツボは経絡上に存在し、全身に361個あるといわれています。

　経絡は電車の線路、ツボはその線路上の駅、気は線路を走る電車に例えることができます。

　それぞれの線路ごとに、行き先も通過する駅も異なるのと同様に、経絡にも、肺と関係する経絡や胃腸と関係する経絡などが存在し、その経絡上にツボがあります。衝突したり遅れたりしないように、駅で調整しながら電車がスムーズに運行できるように、経絡上のツボを刺激することで、気の流れをスムーズに保つのです。

気・血・水とは

　人間の生命活動に必要な3つの要素が「気《き》・血《けつ》・水《すい》」です。「気」は生命活動を維持するエネルギーを、「血」は生命力の源で、血液を、「水」は東洋医学では津液《しんえき》ともいい、唾液

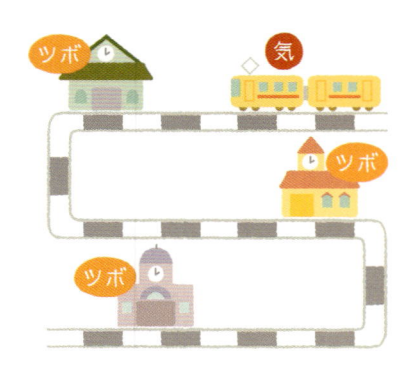

や胃液、汗や尿などを含む、血液以外の体液を表します。「気・血・水」は密接に関係し合い、互いにサポートしながら全身を巡っており、それぞれの流れが順調だと、健康が保たれ、病気にならないと考えられています。しかし、「気」や「血」が不足したり、「気」や「水」が過剰になるなど、これらのバランスが崩れると、身体に不調が現れるため、東洋医学では、不足している場合は補い、過剰で滞っている場合は流れを促すことで、身体全体のバランスを整えます。

ツボの見つけ方

ツボは大まかな場所は決まっていますが、「絶対にここでなければならない」というものではありません。この本でご紹介しているツボの取り方はあくまでも目安です。身体が一人一人違うように、ツボにも個性が現れます。迷った時には、ご自分で押して「気持ちが良い」と思うほうを優先してください。「手当て」という言葉もあるように、自然と手で触れたくなる場所が、あなたにとってのツボなのです。ツボは、痛みや違和感、くぼみや硬さ、冷えや赤みなど、体調によっても状態が変わります。ご自身の身体の状態を教えてくれるバロメーターでもあるのです。

なお、本書ではツボの名前の由来についても紹介していますが、名前の由来については諸説あります。

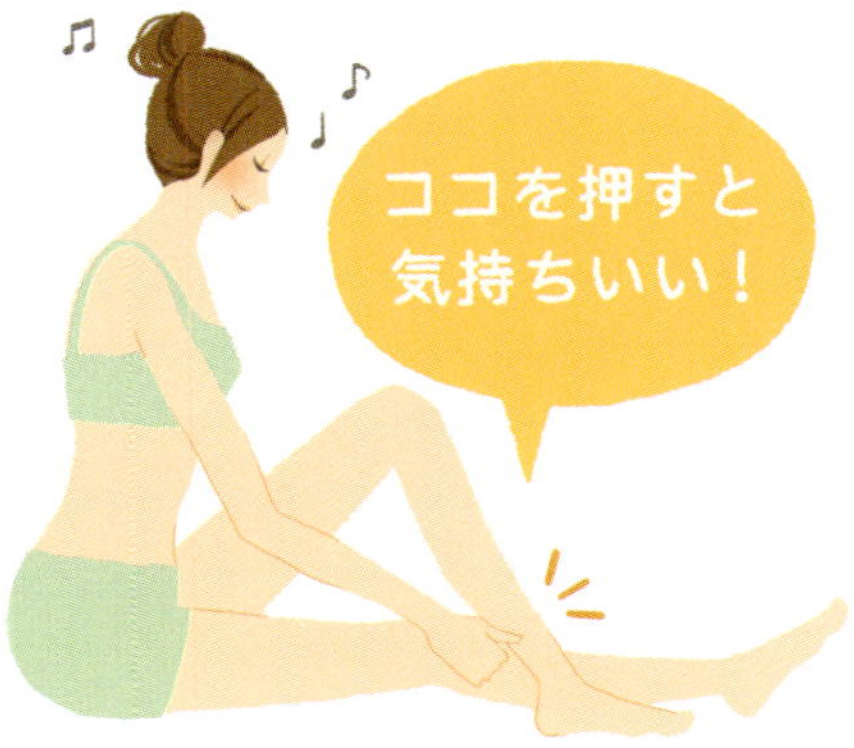

ツボの刺激

ツボが身体の左右に存在する場合〈身体の真ん中を通る経絡〈任脈《にんみゃく》、督脈《とくみゃく》〉上のツボや奇穴以外〉は、身体の左右のバランスをとるために、一方だけでなく、左右両方刺激しましょう。強く押せば良いというわけではないので、気持ち良いと感じる強さで刺激したり、冷えている場合は温めてください。ただし、食後30分以内や発熱時、飲酒時は身体に悪影響を与える場合があるので、ツボ刺激は避けてください。また、妊娠期は、逆子の治療などでツボ刺激が有効な場合もあるのですが、ご自身の判断でツボを刺激するのは避けてくださいね。

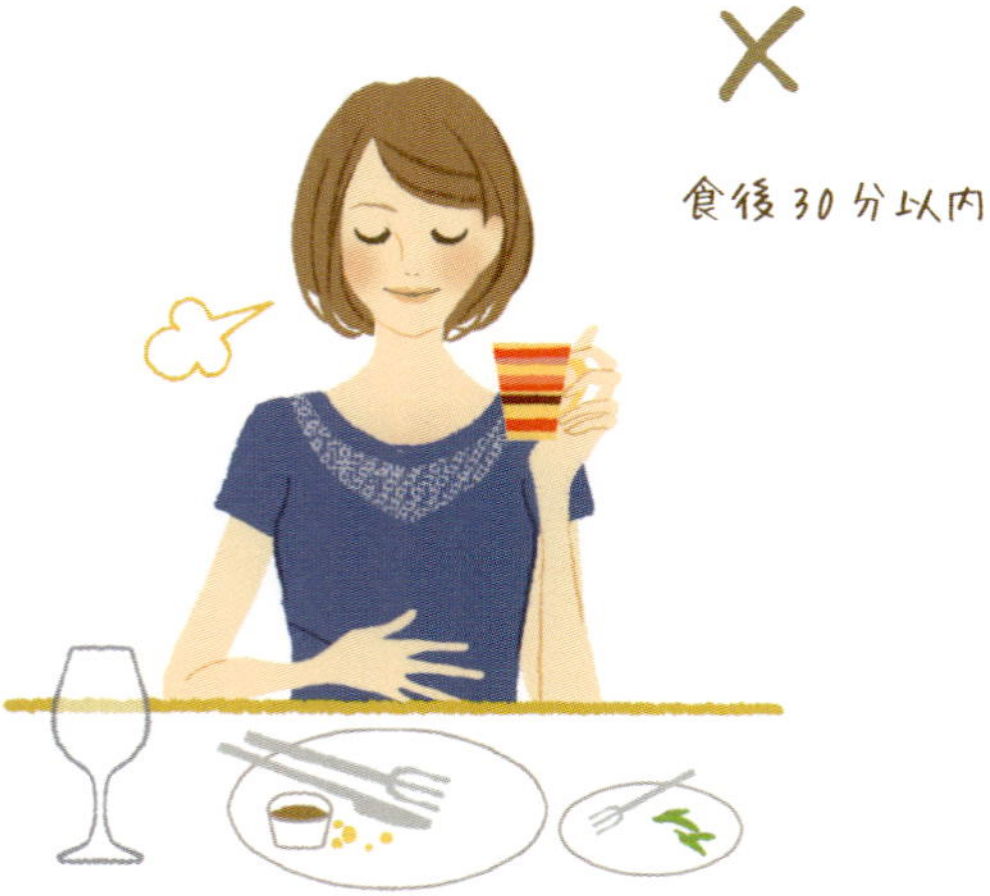

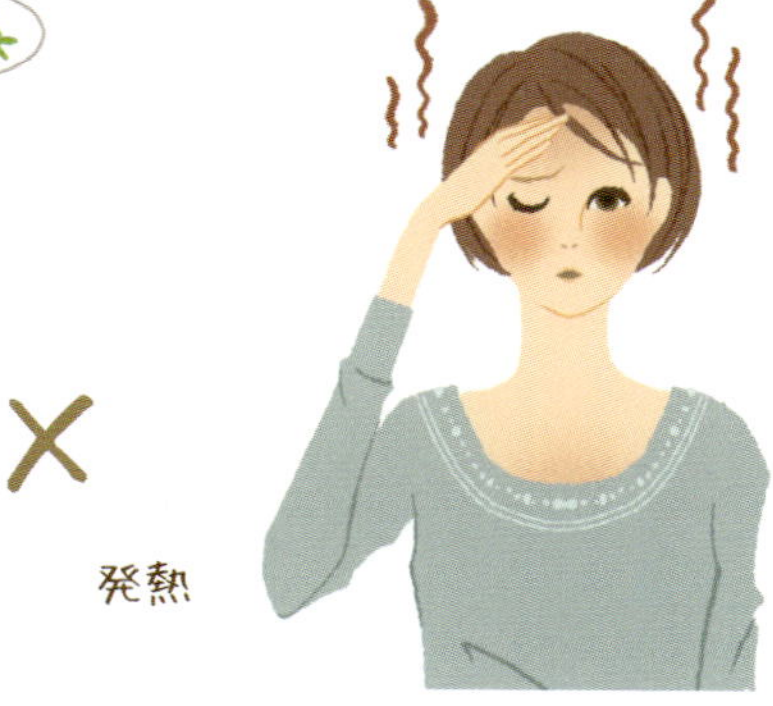

経絡の説明

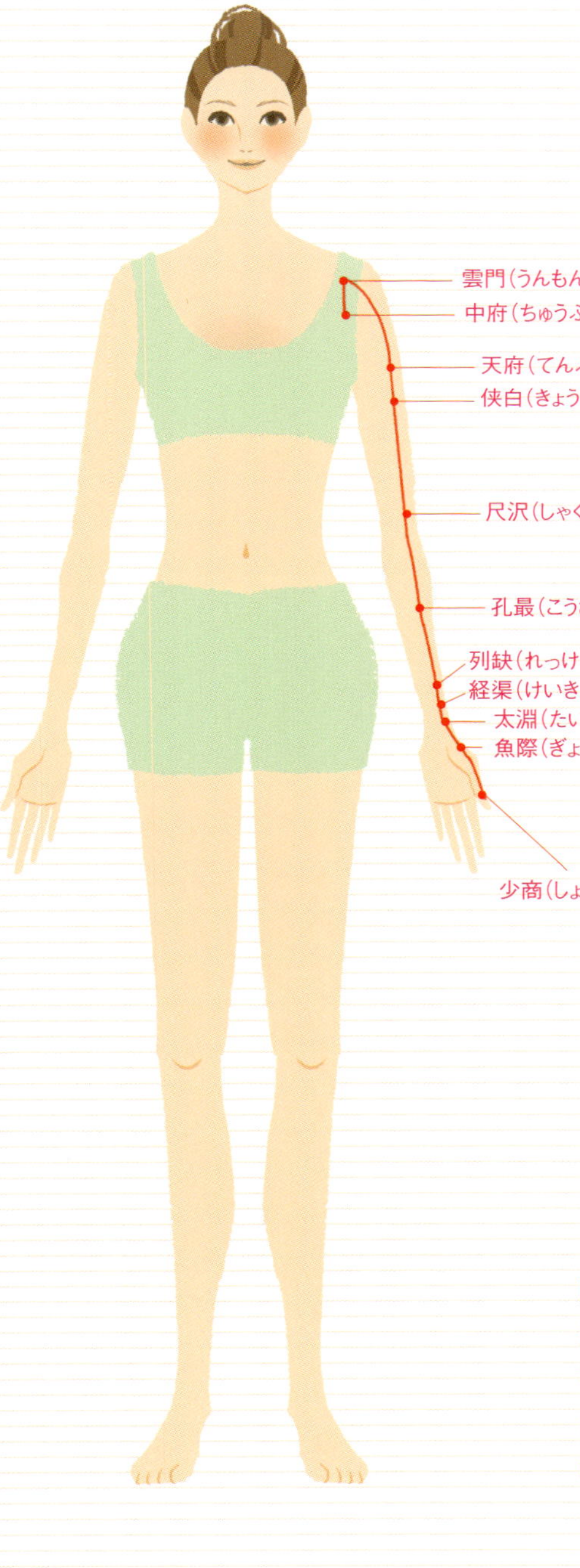

手《て》太陰《たいいん》肺《はい》経《けい》

胸、のど、気管、鼻や肺などの呼吸器系の症状と関係があります。肺経の不調としては、鼻水、喘息、アレルギー、皮膚のトラブルなどの症状が現れます。

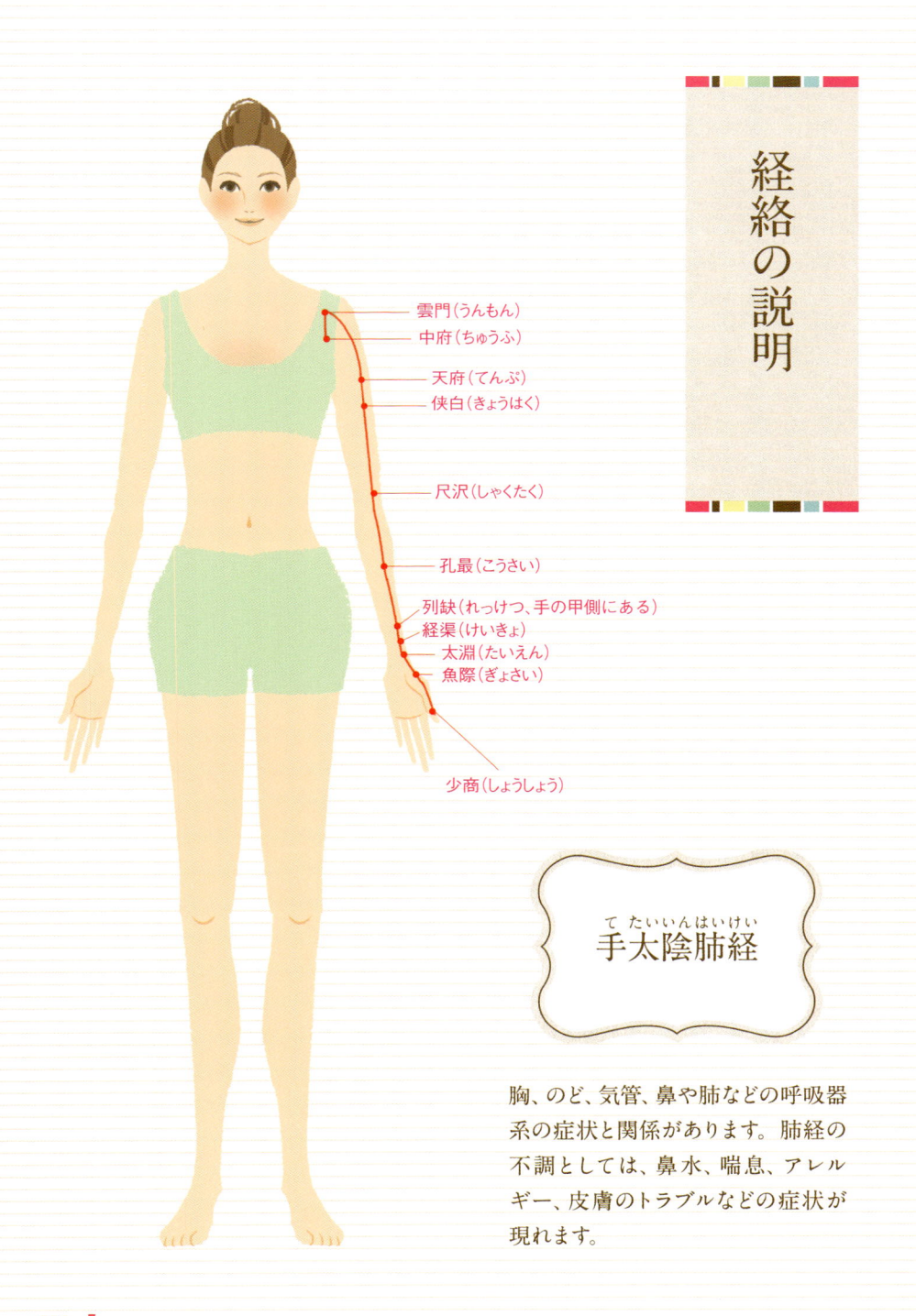

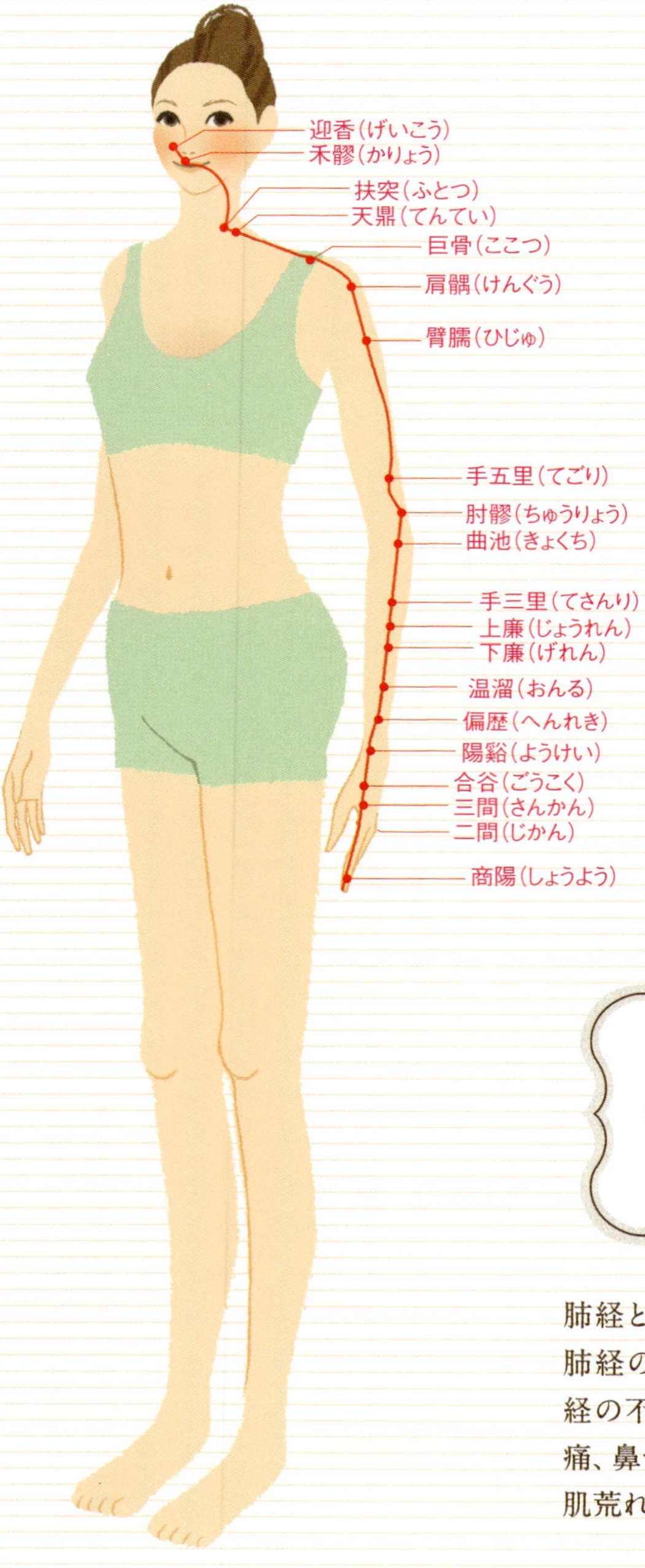

手《て》陽明《ようめい》大腸経《だいちょうけい》

肺経とサポートしあっているので、肺経の症状と似ていますが、大腸経の不調としては、ものもらい、歯痛、鼻づまり、のどの腫れ、便秘や肌荒れなどです。

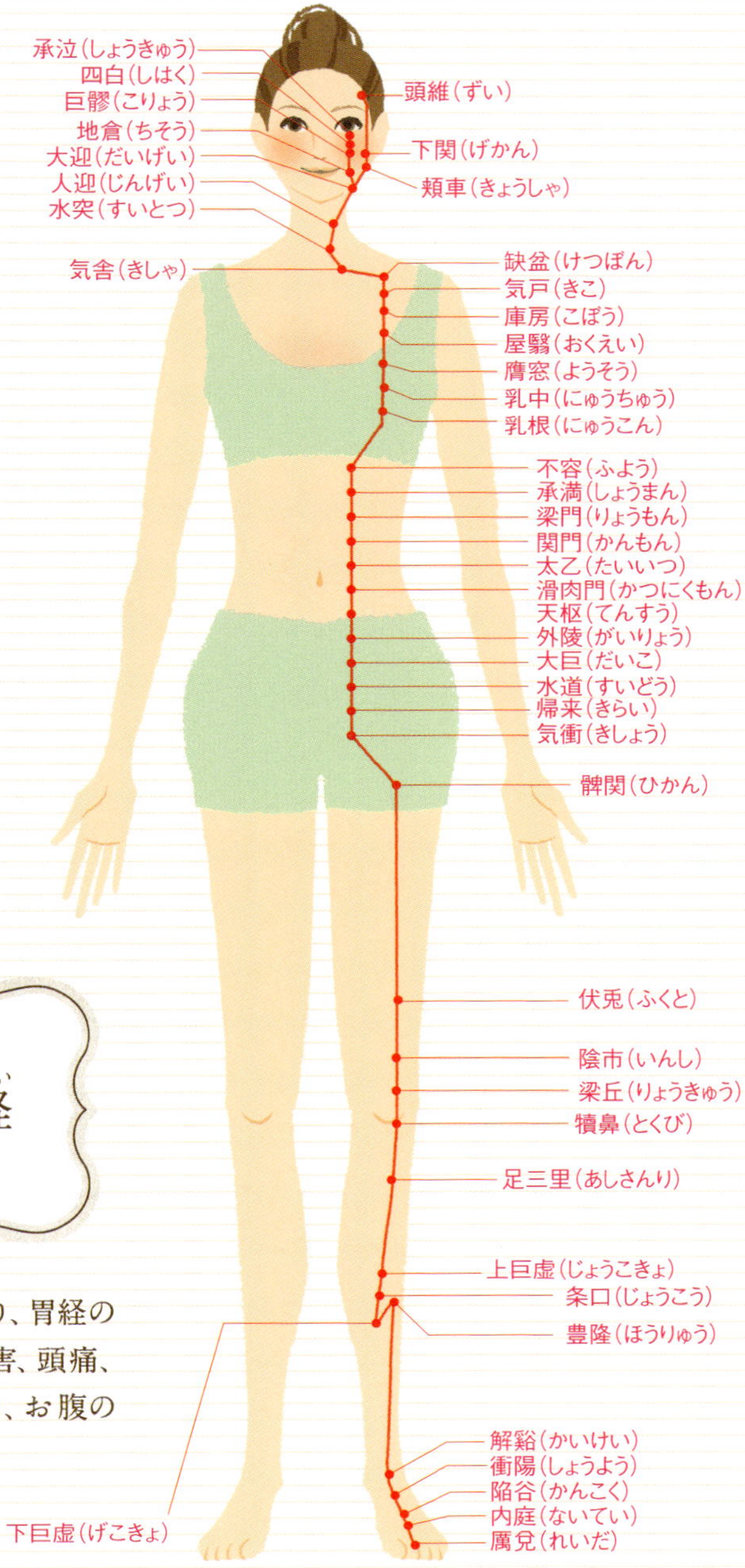

足陽明《あしようめい》胃《い》経《けい》

胃腸の働きと関係があり、胃経の不調としては、胃腸障害、頭痛、歯痛、 首コリ、鼻づまり、お腹の張りなどです。

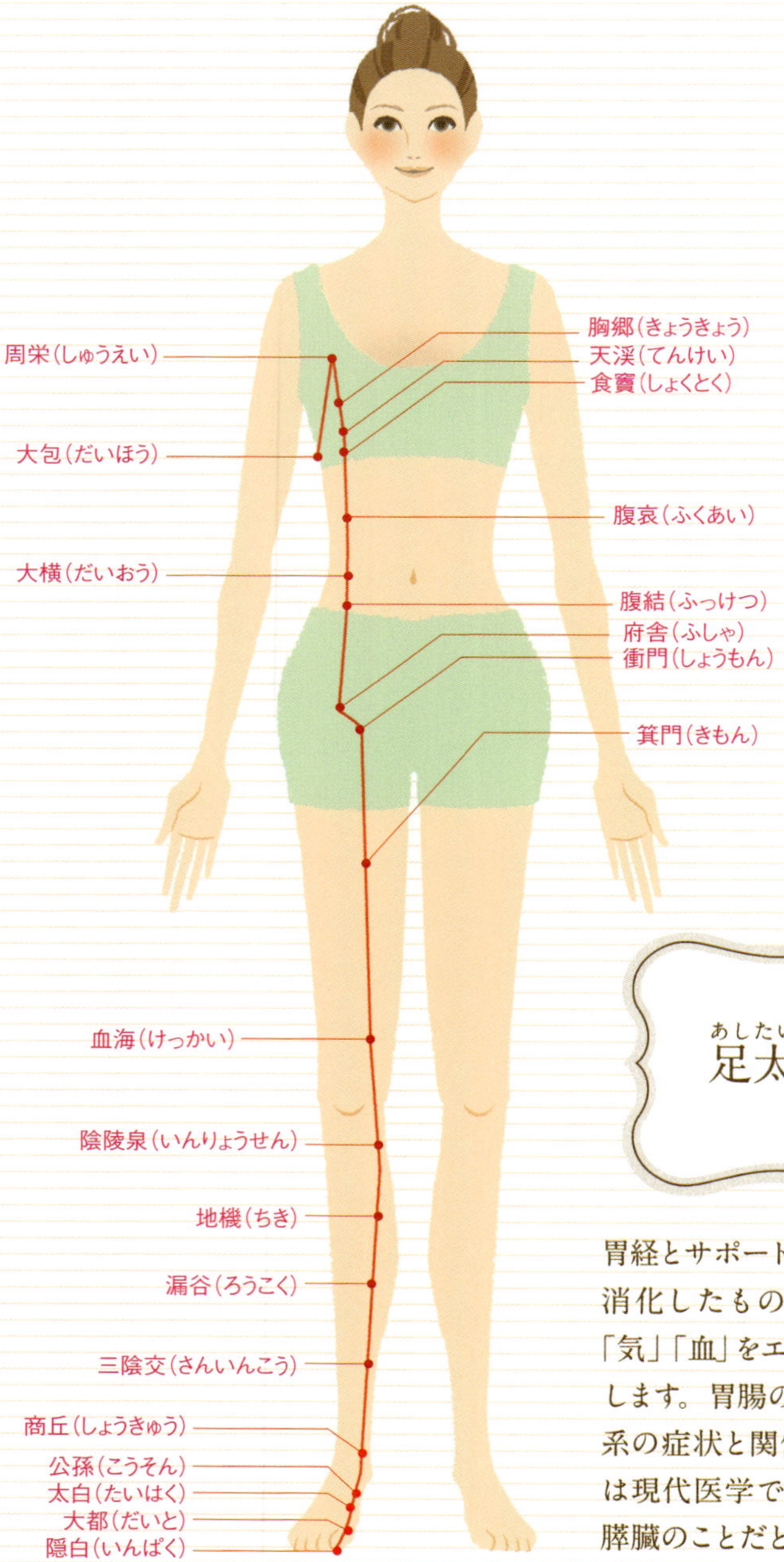

足太陰《あしたいいん》脾《ひ》経《けい》

胃経とサポートしあいながら、胃で消化したものを吸収し、全身に「気」「血」をエネルギーとして分配します。胃腸の消化吸収や婦人科系の症状と関係があります。「脾」は現代医学でいう脾臓ではなく、膵臓のことだといわれています。

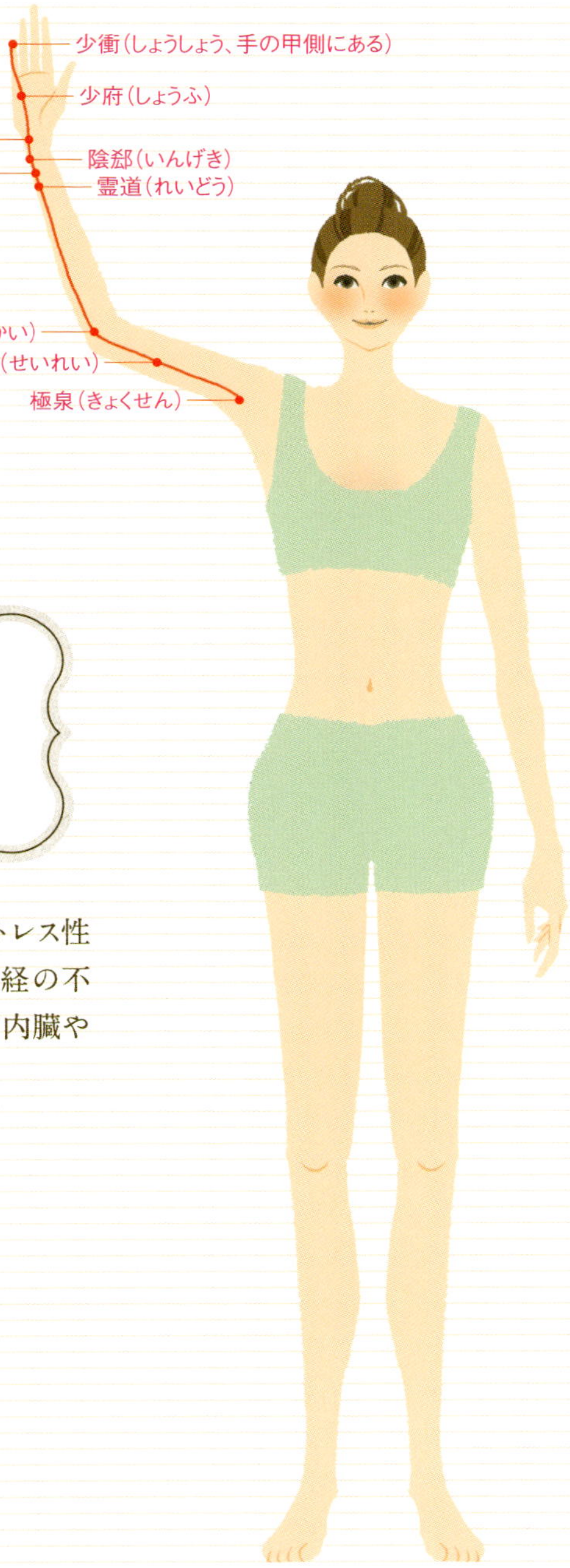
少衝（しょうしょう、手の甲側にある）
少府（しょうふ）
神門（しんもん）
陰郄（いんげき）
通里（つうり）
霊道（れいどう）
少海（しょうかい）
青霊（せいれい）
極泉（きょくせん）

手《て》少陰心経《しょういんしんけい》

心臓などの循環器系、ストレス性の症状と関係があり、心経の不調は、ストレスが起因して内臓や筋肉に現れます。

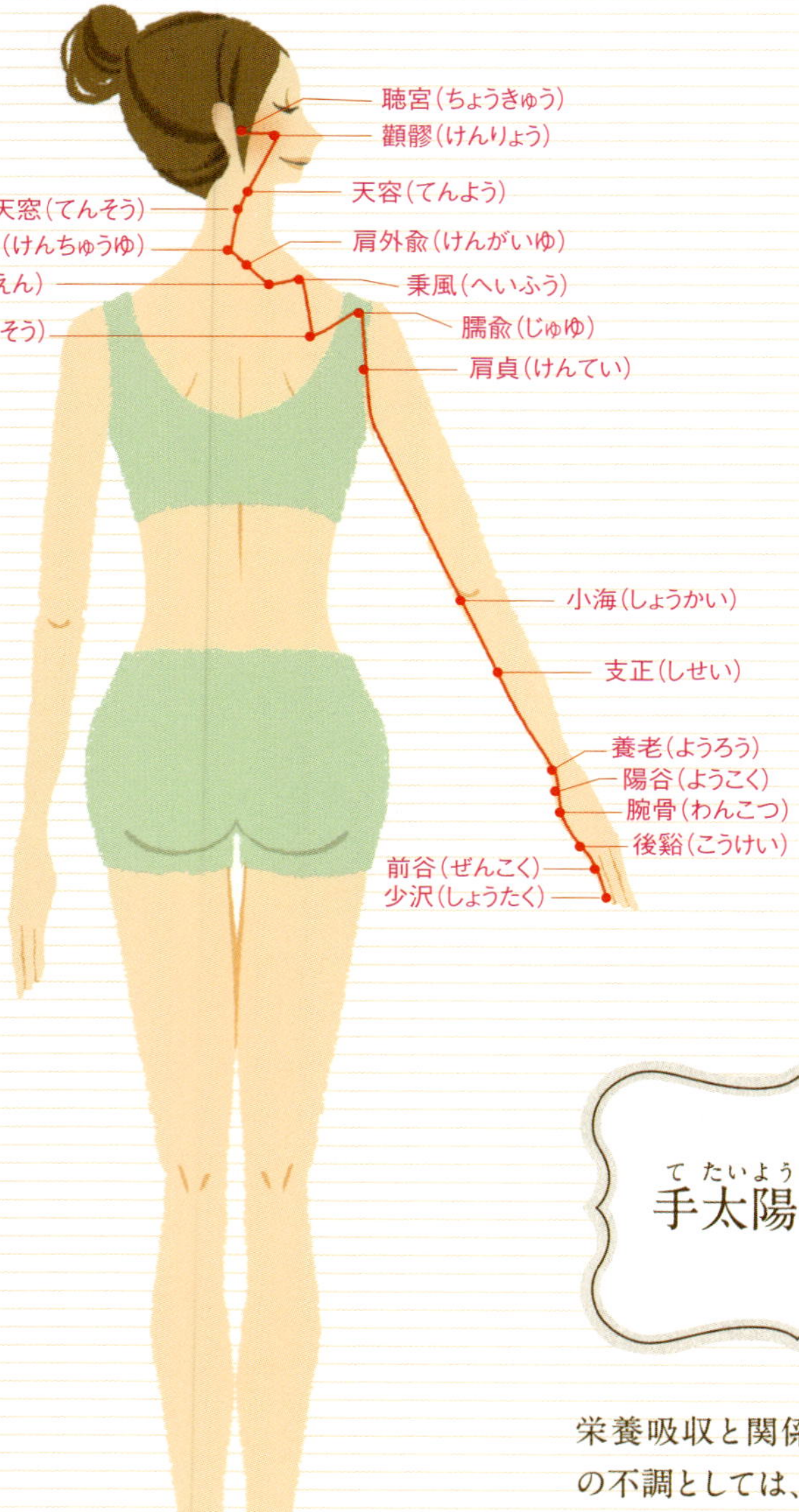

手《て》太陽《たいよう》小腸経《しょうちょうけい》

栄養吸収と関係があり、小腸経の不調としては、耳の疾患、頭が重い、首・肩・腕の痛みなど、首から上に症状が現れます。

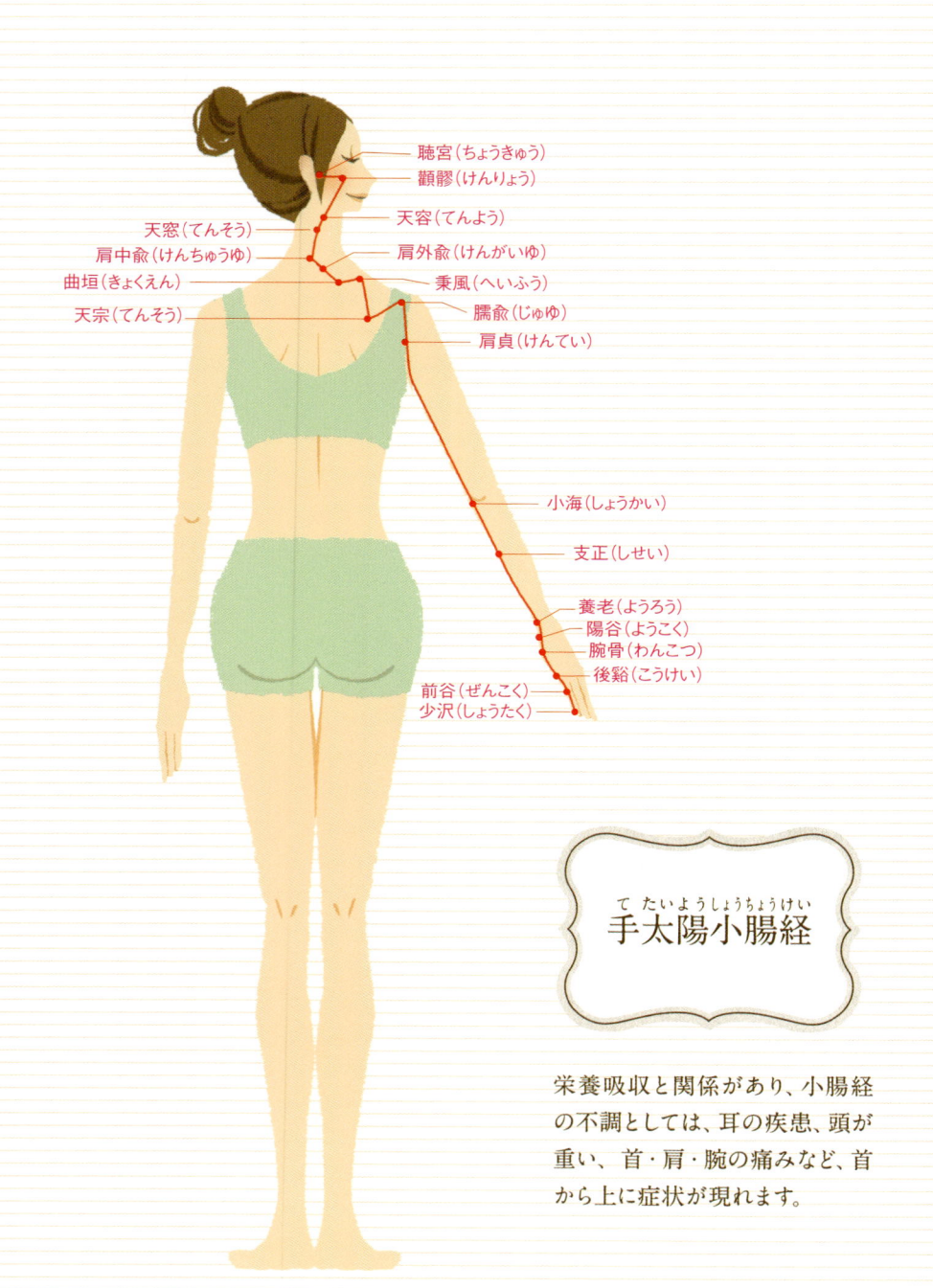

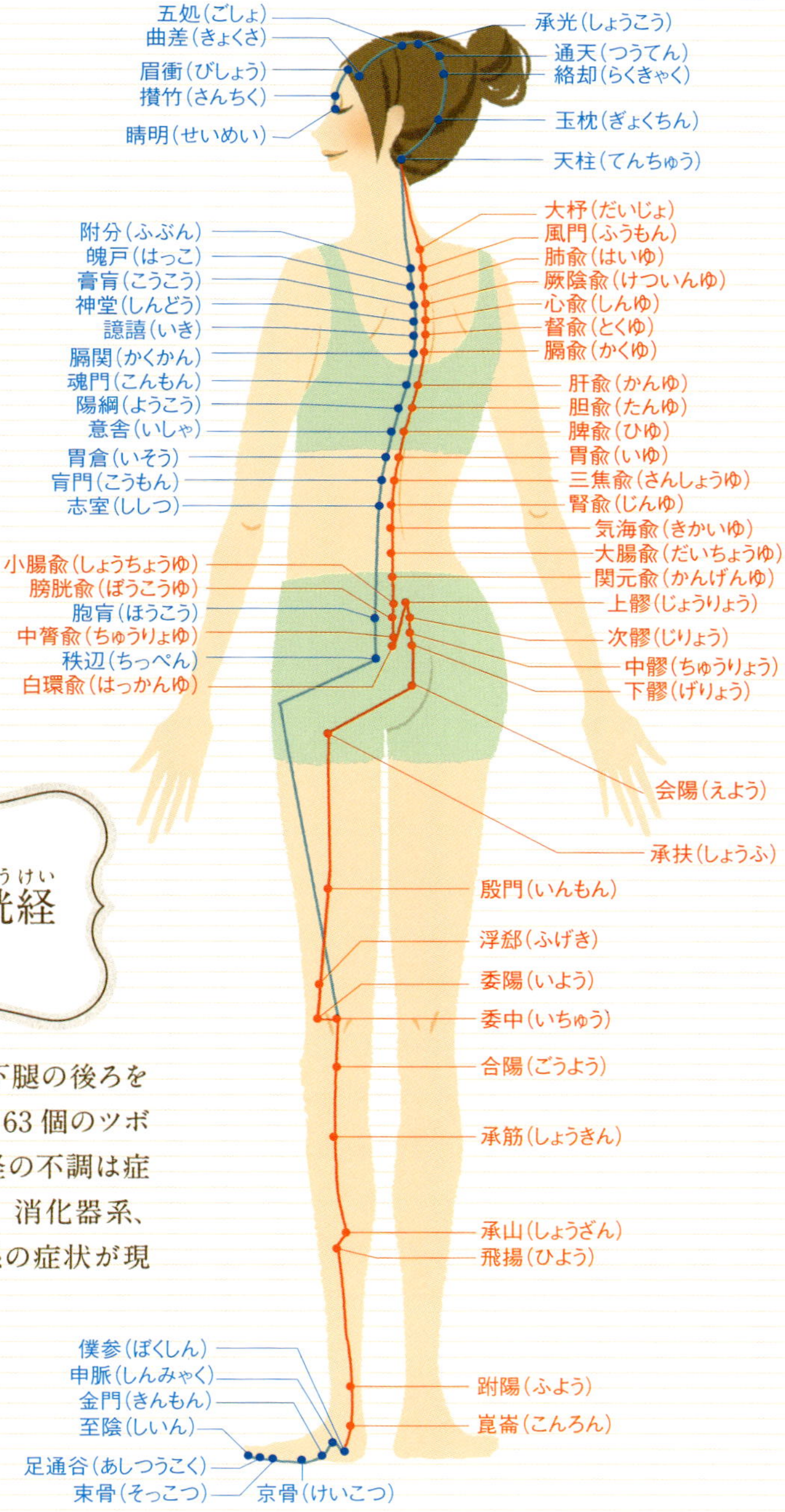

足太陽膀胱経《あしたいようぼうこうけい》

頭から背中、大腿、下腿の後ろを通って足の小指まで63個のツボを通るので、膀胱経の不調は症状も多種多様です。消化器系、泌尿器系、生殖器系の症状が現れます。

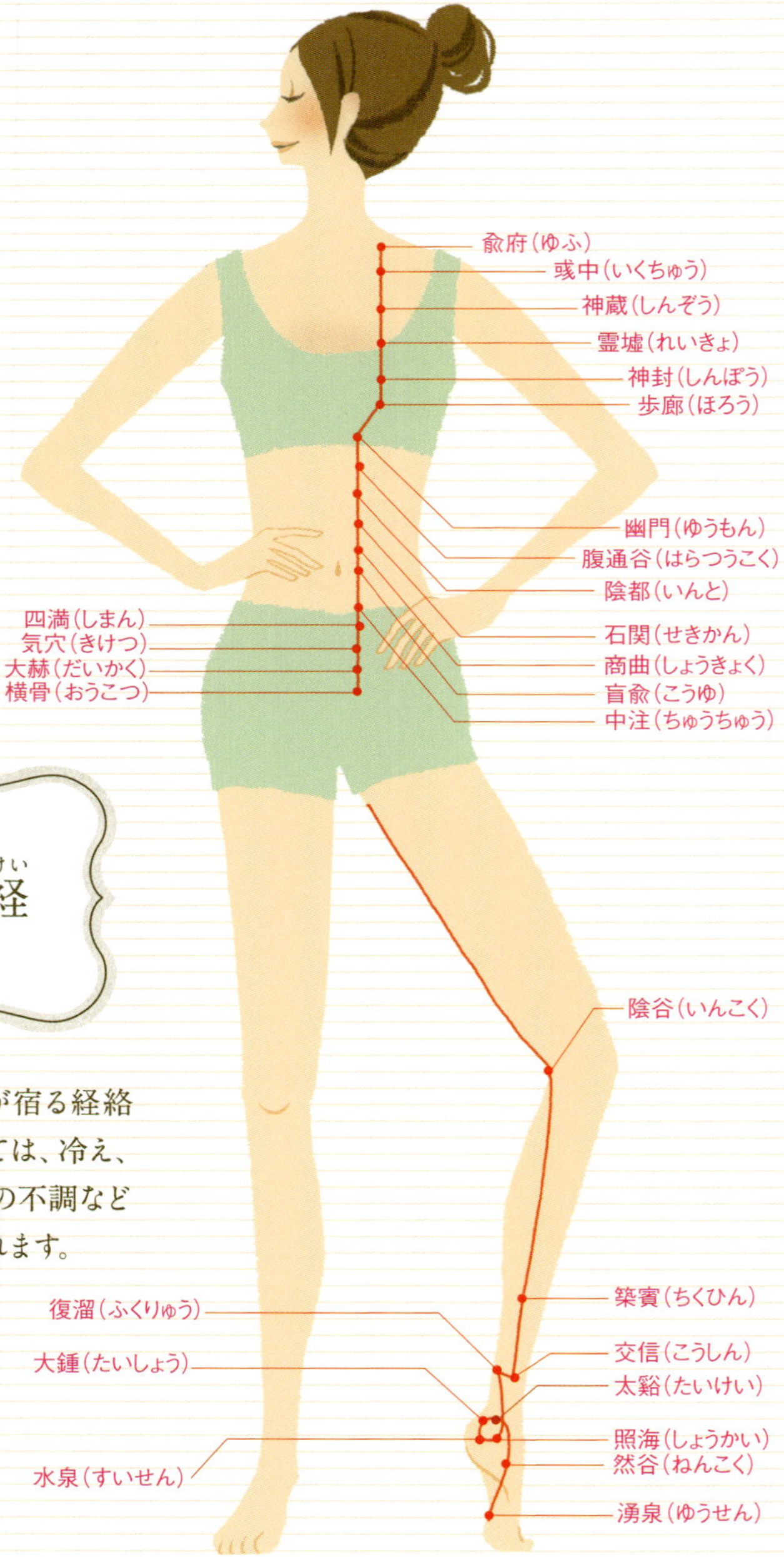

足少陰腎経《あししょういんじんけい》

生まれ持った生命力が宿る経絡です。腎経の不調としては、冷え、だるさ、老化、生殖器の不調などと関連した症状が現れます。

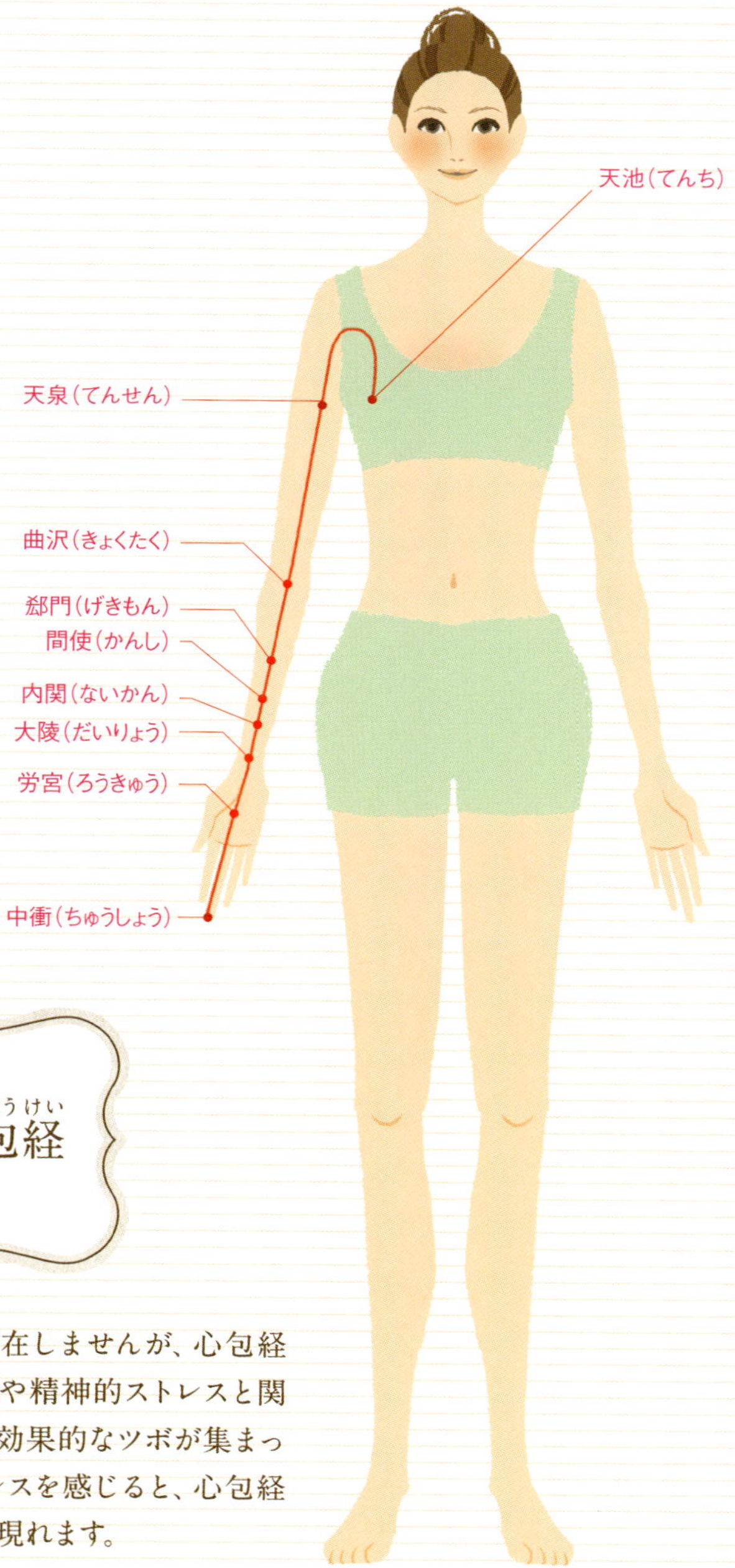

手《て》厥《けつ》陰《いん》心《しん》包《ぽう》経《けい》

心包という臓腑は存在しませんが、心包経は、循環器系の症状や精神的ストレスと関連した症状の改善に効果的なツボが集まっています。強いストレスを感じると、心包経が張って、硬いコリが現れます。

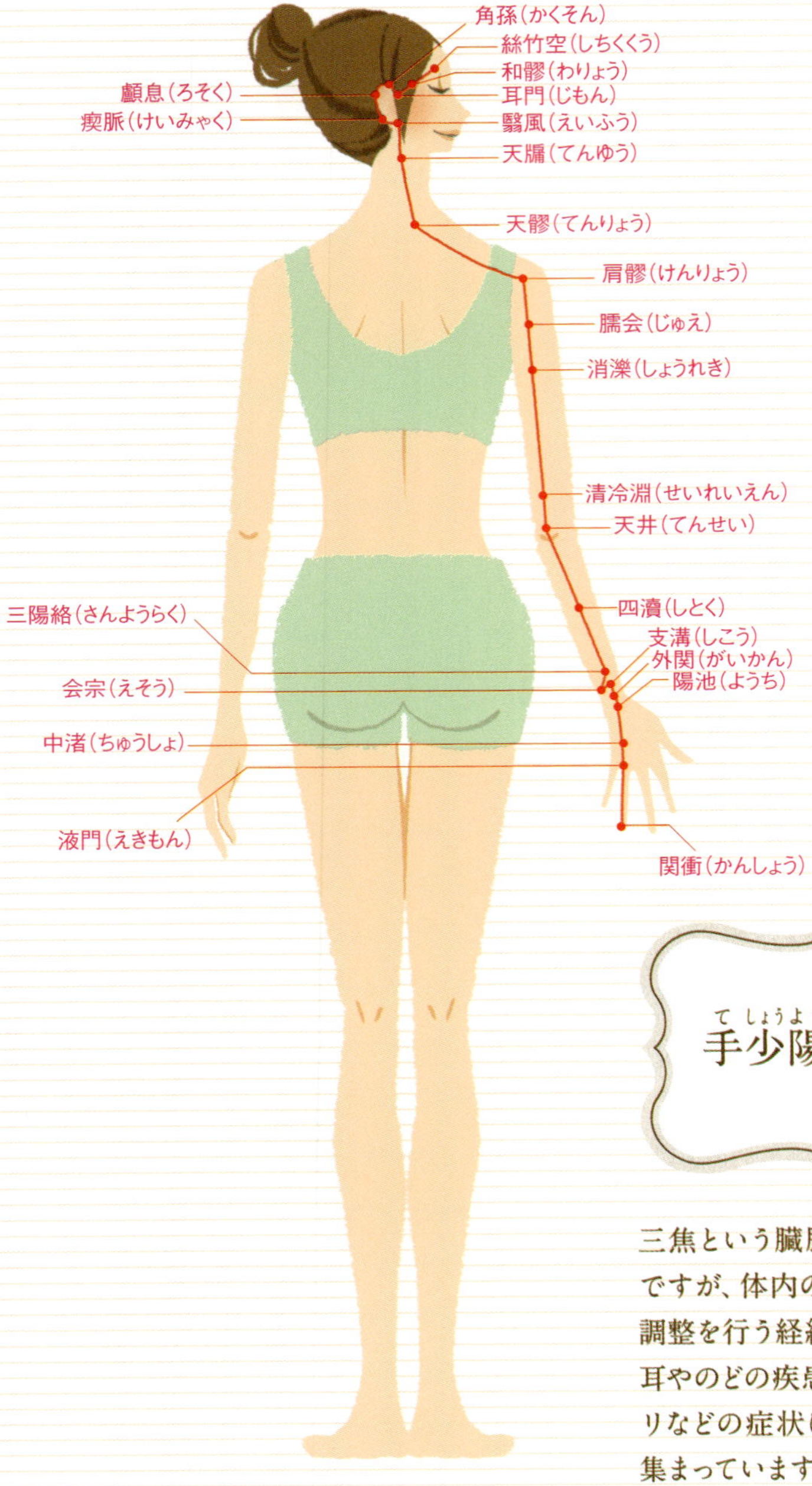

手《て》少陽《しょうよう》三焦経《さんしょうけい》

三焦という臓腑は存在しないのですが、体内の水分代謝や体温調整を行う経絡です。三焦経は、耳やのどの疾患、首・肩・腕のコリなどの症状に効果的なツボが集まっています。

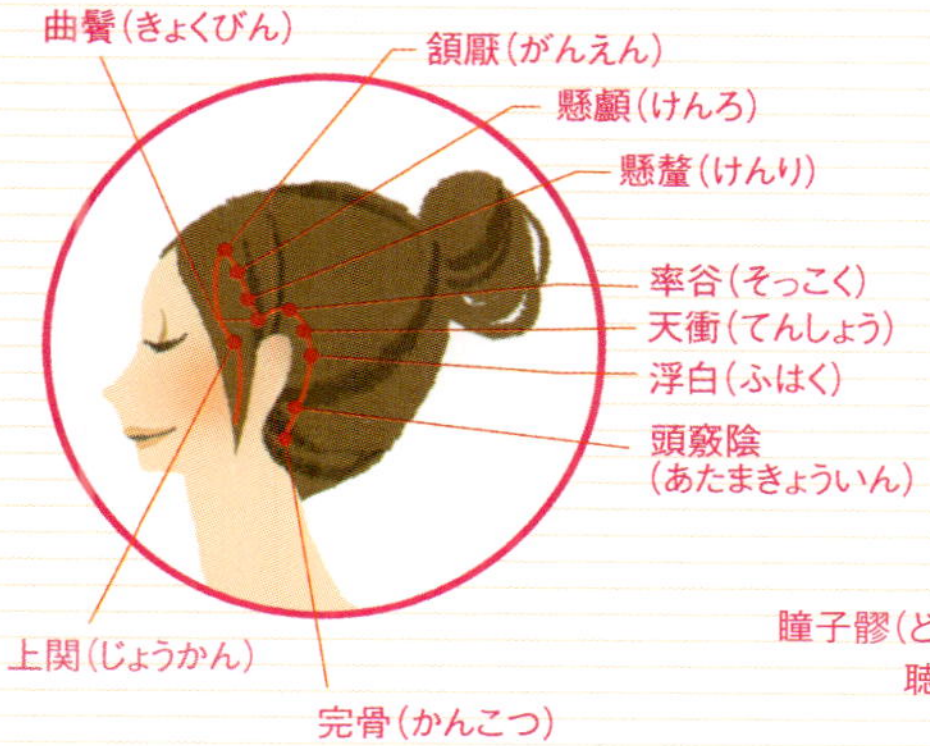

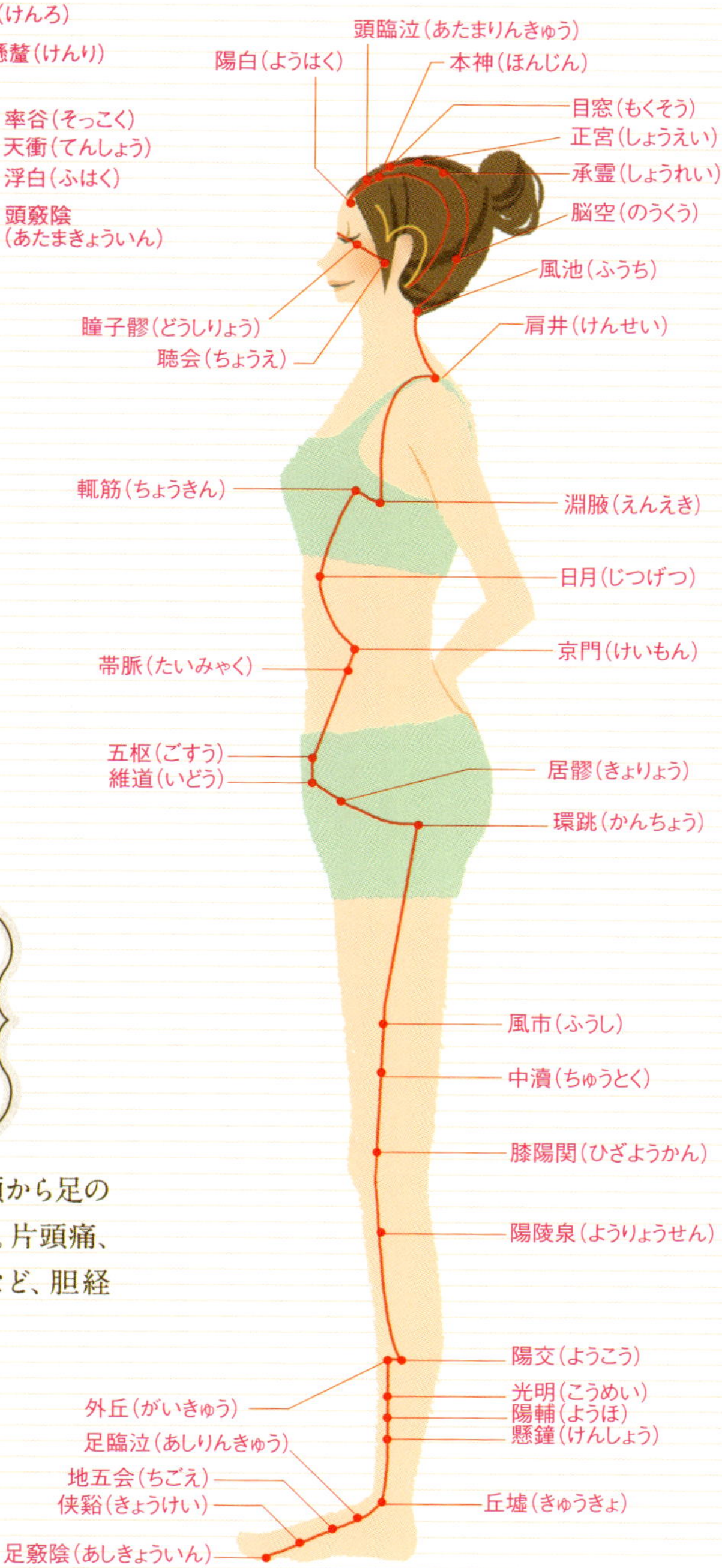

足少陽胆経《あししょうようたんけい》

肝経とサポート関係にあり、頭から足の薬指まで体側を通る経絡です。片頭痛、鼻、目、わき腹、股関節、足など、胆経の不調は全身に現れます。

足厥陰肝経《あしけついんかんけい》

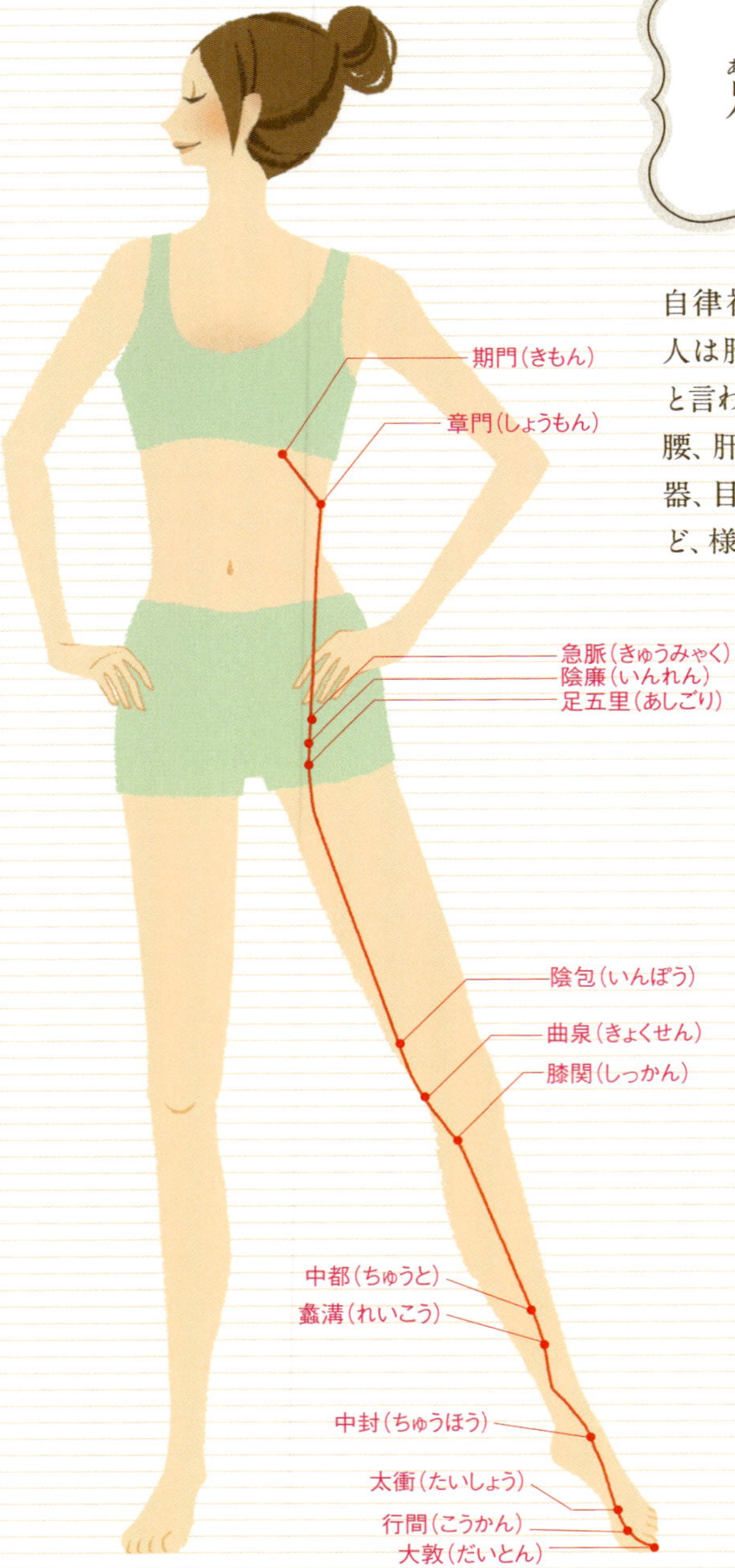

自律神経と関係があり、現代人は肝経に不調を来しやすいと言われています。頭、首、肩、腰、肝臓、胃腸、生殖器、泌尿器、目やのど、精神的な疾患など、様々な症状が現れます。

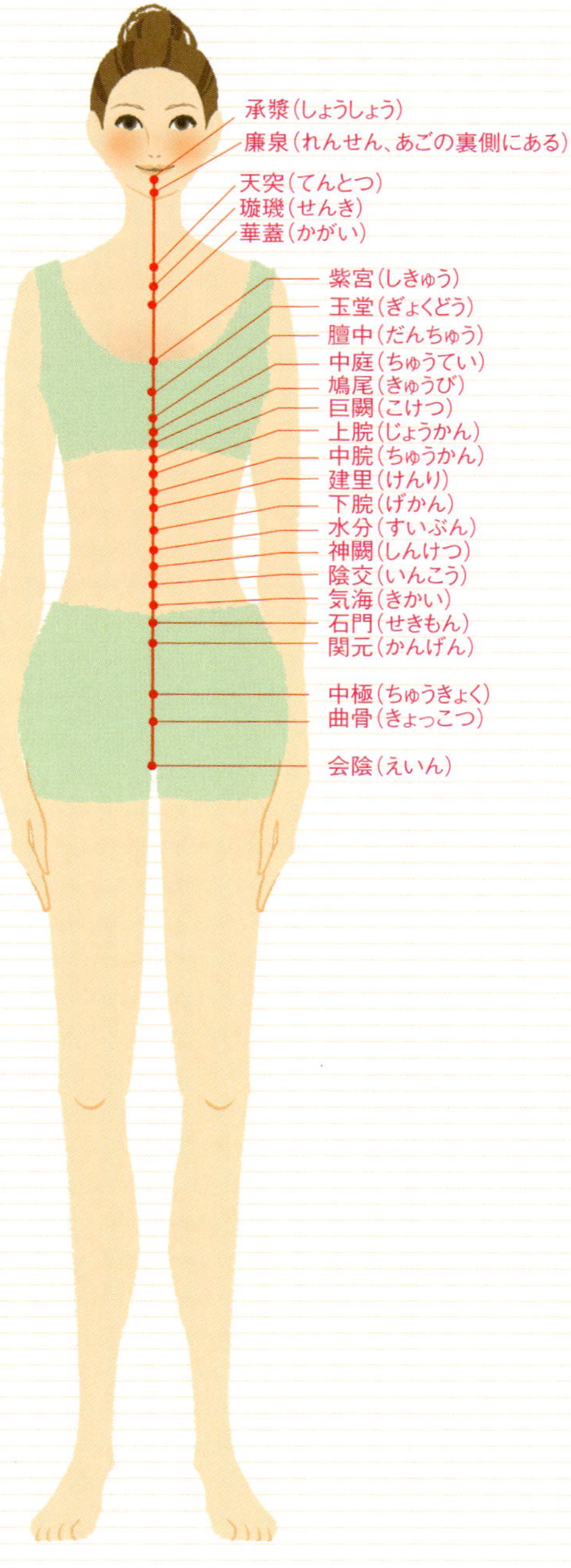

任脈《にんみゃく》

妊娠とも関係が深く、全身の失調を調節するツボや婦人科疾患に有効なツボが多い経絡です。陰陽の「陰」のバランスを整えます。

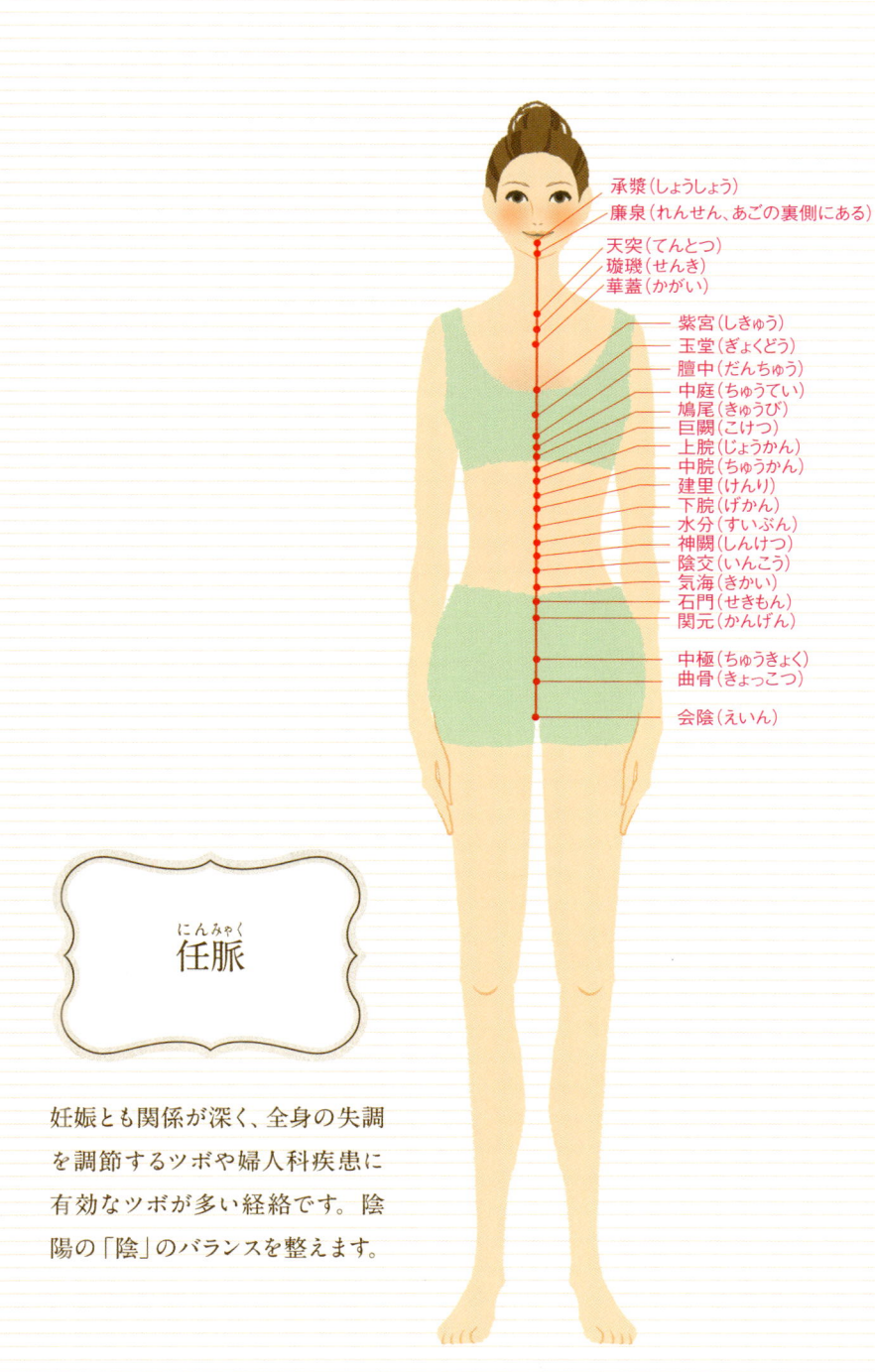

督脈《とくみゃく》

陰陽の「陽」のバランスを整え、頸椎、胸椎、腰椎といった、非常に重要な部分を通っている経絡です。督脈の乱れは全身に及びます。

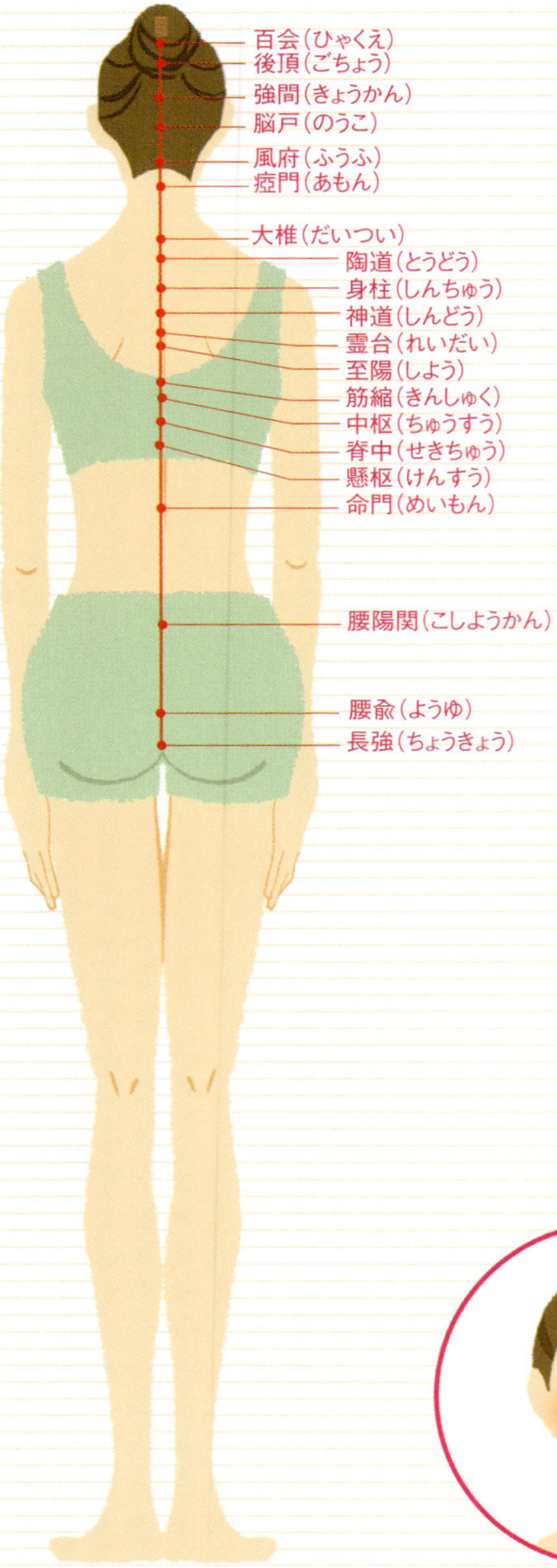

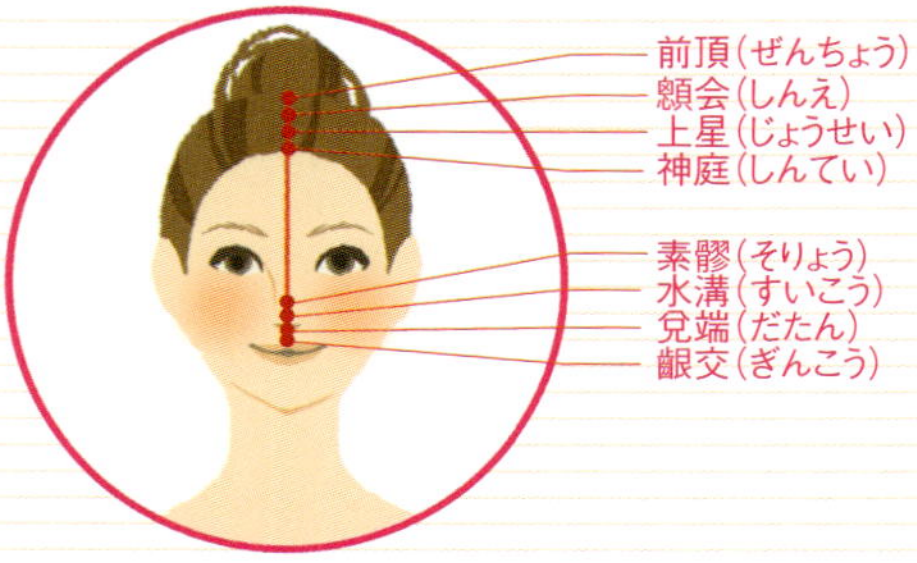

PART 1

痛くてつらい症状

CHAPTER 01

首コリ

崑崙

こんろん

外くるぶしの出っぱり（外果）とアキレス腱の中央のくぼみ部分。

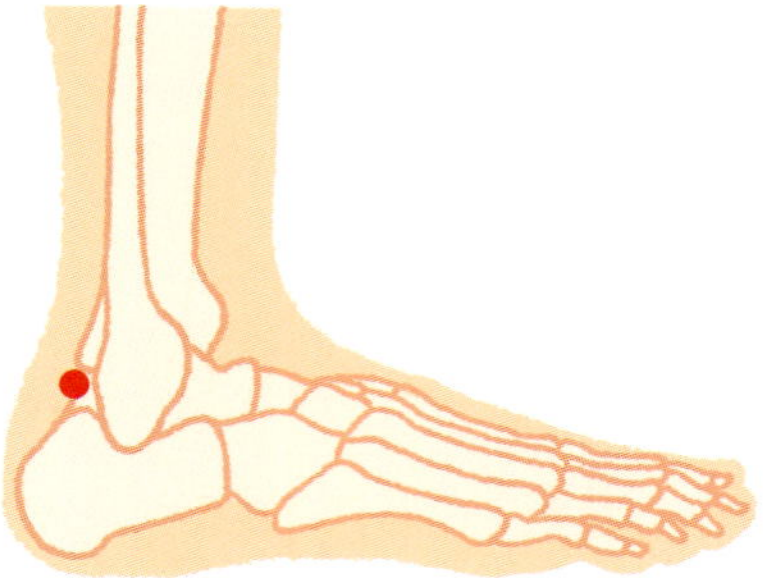

名前の由来は…

中国で聖なる山とされる「崑崙山」が名の由来。外くるぶしとアキレス腱の隆起をその山に例えている。

至陰

しいん

足の小指の爪の付け根の外側の部分。

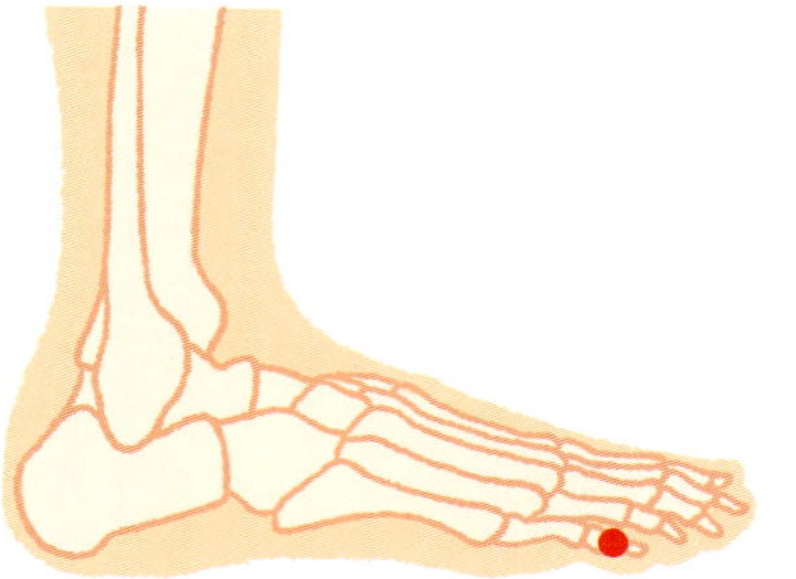

名前の由来は…

「至」は「尽きる」の意味で、陽気が尽きて、陰気が生まれ出ようとする状態のツボということが由来。

首周辺の血液の流れを悪くさせないことが大切

一般的に成人の頭の重さはボーリングの球一個分と言われており、普段から首、肩にはかなりの負担がかかっています。その上、長時間同じ姿勢をとり続けることによって血行が悪くなると、負担が増し、正しく伸縮できずに筋肉に老廃物がたまりやすくなり、コリにつながってしまいます。

首周辺の血管は脳に血液を送る大切な役割があるため、循環が悪くなると脳が酸素不足になり、頭痛やめまいなどの症状が出たり、イライラや集中力の低下につながる場合もあります。冷えや目の疲れからも血液の循環が悪化するので、首コリを感じたら、ツボを刺激するほかにも、コリが悪化する前に首の付け根を温めましょう。

首は強く押したり揉んだりすると筋肉や神経を痛めてしまうため、注意が必要です。

中渚《ちゅうしょ》

手の甲、薬指と小指の間を骨に沿って手首に向かって指でなぞって行き、指が止まる部分。

名前の由来は…

「中」は「なか」、「渚」は「小島や中州」の意味で、中渚が属する経絡（三焦経）は大きな川に似ており、その中の渚（中州）にあるということで名付けられた。

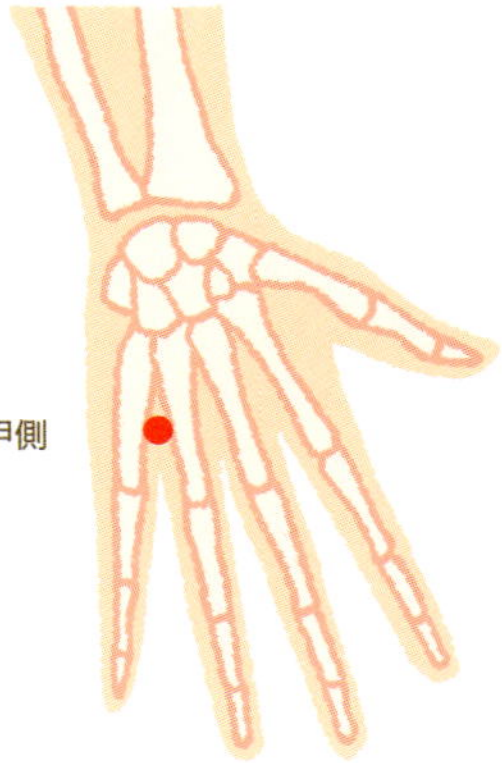

手の甲側

翳風《えいふう》

耳たぶの後ろにある、
口を開けるとちょうどくぼむ部分。

名前の由来は…

「翳」は「羽でできた扇子」の意味。「羽扇子」は耳に形が似ているので「耳」に例えられ、このツボは風邪の侵入を防ぐとともに耳の疾患を治すツボということで名付けられた。

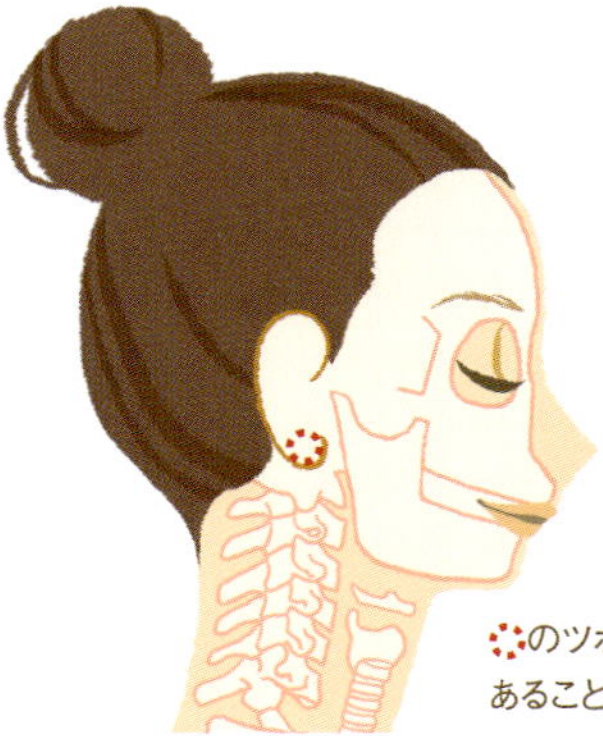

⁝のツボは裏側にあることを示す

首コリを東洋医学的に考えると…

東洋医学では、首コリは気や血の停滞によるものだと考えます。ストレスや姿勢や運動不足、内臓の疲れ、冷えなどと関連しており、首コリが悪化すると、睡眠障害や慢性的な肩コリ、精神不安や頭痛などの不定愁訴につながります。首コリは放置せず、首を冷やさないように注意しましょう。

首の前側が硬くなる方はストレスの影響によることが多く、首の後ろ側が硬くなる方は胃腸が弱いのをかばうために前傾姿勢になることで背中がコリやすくなります。

崑崙や至陰は膀胱経という後頭部～背部～足を通る経絡上にありますので、背中、腰、足などのコリをほぐすのにも有効です。ぬるめのお湯に浸かりながら、崑崙や至陰、手の甲にある中渚を刺激して、全身の気と血の巡りを良くしましょう。

手三里

てさんり

手の甲側で肘を曲げてできるシワから手首に向かって指３本分の部分。

名前の由来は…

「三」は「重要」、「里」は「土、稲」の意味。手三里が属する経絡（陽明大腸経）に関係する穀物を耕す土地ということから名付けられた。

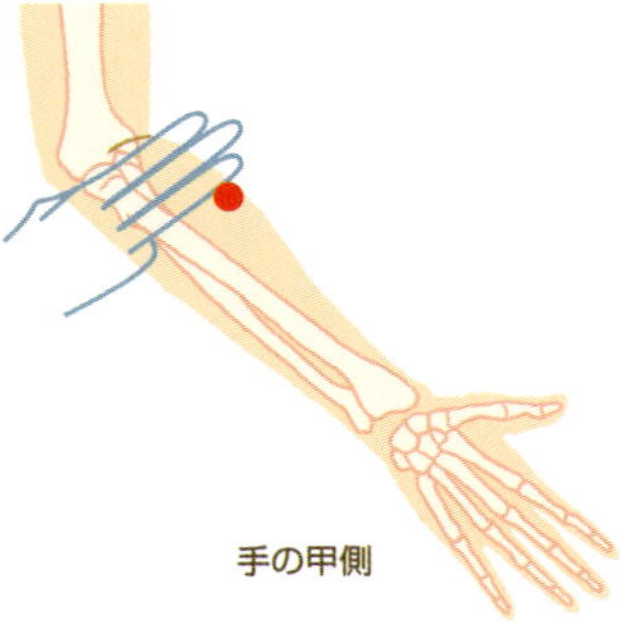

肩井

けんせい

首を下に向けた時に出っぱる首の後ろの骨（第７頸椎棘突起）と肩先を結んだ線上の中間あたり。

名前の由来は…

「肩」は「肩部」を、「井」は「深いくぼみ」の意味。肩にある肩井は、深部に「井戸」のように深い空洞である胸郭（胸部の骨格）があるということから名付けられた。

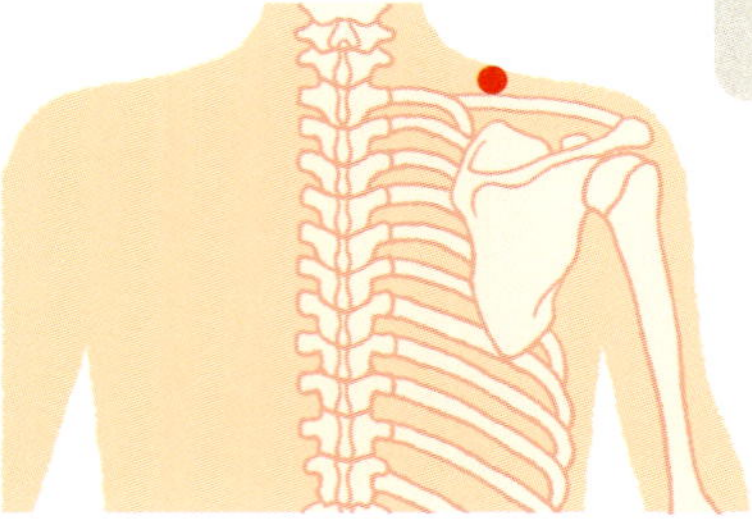

骨盤のゆがみが肩コリの原因になっていることも

首と同様に肩の筋肉も重い頭や腕を支えているので、常に負担がかかっています。それに加えて、長時間のパソコン作業や携帯電話を操作する姿勢を続けると、さらに負担が増し、コリの原因に。

また、寒さで身体が縮まって肩に力が入るのと同様に、ストレスによっても肩コリは起こります。人は緊張やストレスを感じると無意識に体に力が入ってしまうので、日常的なストレスが肩コリの原因となっている場合も多いです。

他にも骨盤のゆがみが原因になることも。骨盤は骨で背中から首までつながっているので、骨盤のゆがみは肩の筋肉にも影響があります。いつもカバンを同じ側にかけている、同じ脚を組んでしまう、片側だけでものを噛むなどを習慣的に行っている場合は、それを直すことでも肩コリの改善につながります。

列缺
れっけつ

手首の内側にあるシワから指２本分上の親指側の脈を感じる部分。

名前の由来は…

「列」は「そろって行進する」、「缺」は「不足」の意味。「そろっていたものの一部が不足する」ということで、列缺が属する経絡（肺経）を流れるエネルギーがこのツボから分かれて不足するということから名付けられた。

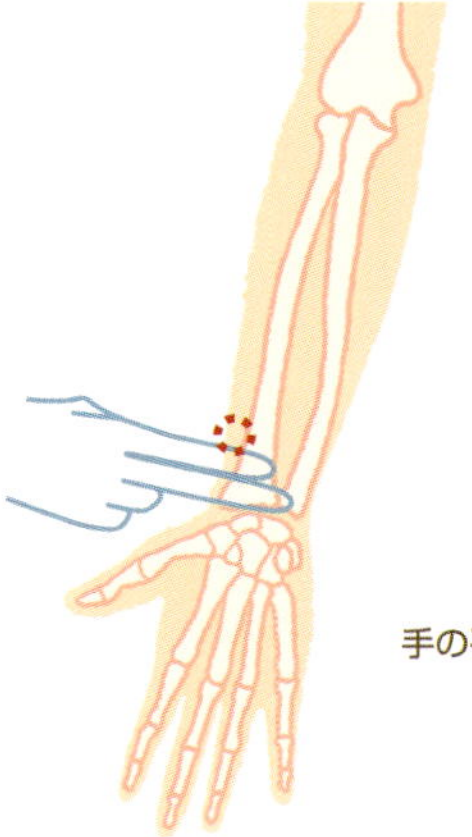

手の平側

天髎
てんりょう

肩甲骨の内側のへりを指で擦り上げていくとぶつかる出っぱった角（上角）の上方のくぼみ。肩井の親指１本分下の部分。

名前の由来は…

「髎」は「骨と骨の間の隙間」、「天」は「上」の意味。このツボは肩甲骨上角の隙間に位置することから名付けられた。

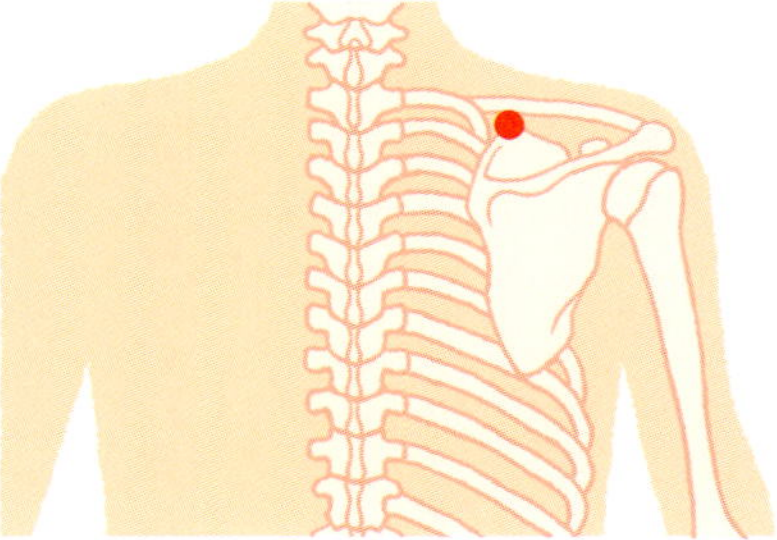

肩コリを東洋医学的に考えると…

手三里は、肩とつながっている重要なツボです。左腕の手三里を右手で押しながら首を前後に倒したり、大きくゆっくり回してみてください。右と比べて左の肩のほうが軽く感じられると思います。左右のバランスをとるために、右も同様に押しながらストレッチしてください。

肩から背中にかけてのコリには、肩井や天髎がお薦めです。肩井は大きなコリが現れやすく、コリが大きいほうと同側の骨盤がゆがんでいるケースが多いです。肩が辛い時は肩甲骨周りにもコリを感じやすいので、天髎を刺激しましょう。列缺は首から背中にかけて慢性的なコリがある方にお薦めです。

肩は強く揉みすぎると揉み返しが起こりやすいので、強く押しすぎないように注意しましょう。

CHAPTER 03

肩が上がらない（四十肩・五十肩）

環跳《かんちょう》

お尻に力を入れるとエクボができる部分。

名前の由来は…

「環」は「たまの輪」、「跳」は「踊る」の意味。骨盤（環）の中にあり、踊るように股関節を曲げるとよく触れるツボということから名付けられた。

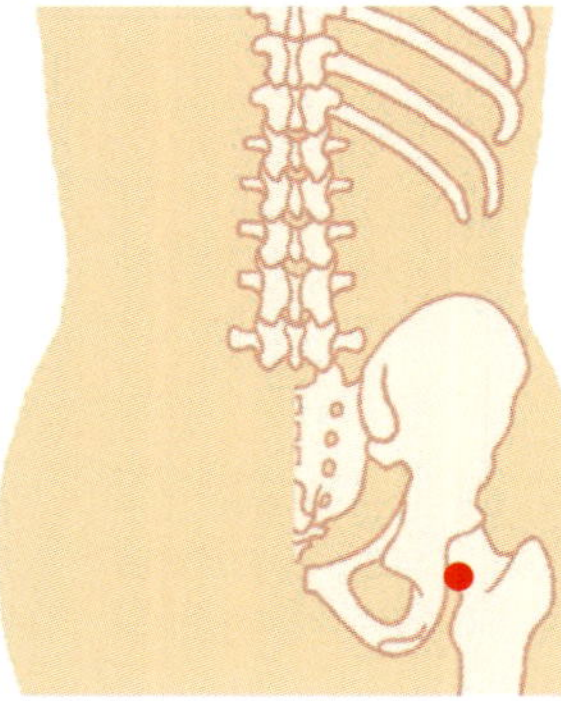

天宗《てんそう》

肩甲骨のほぼ中央あたりの凹み、指で押すと腕のほうにまで響く部分。

名前の由来は…

「天」は「横隔膜から上の部分」を、「宗」は「中心」の意味。天宗は肩甲骨の棘下窩の中央にあることから名付けられた。

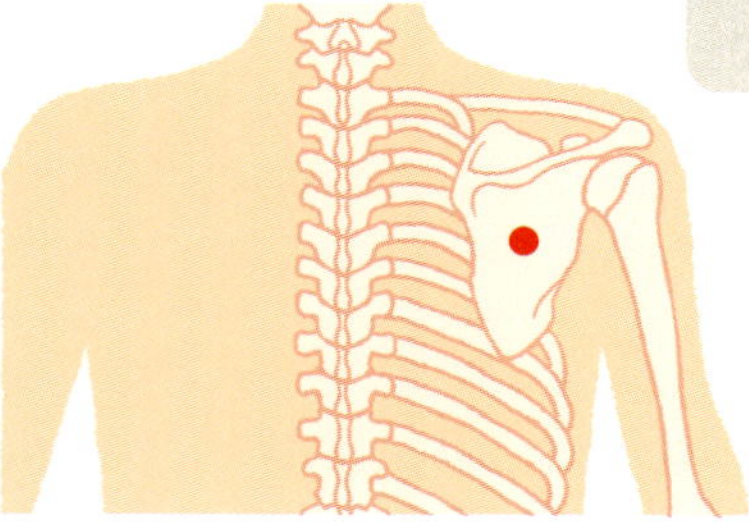

肩関節が硬くなって起こる、老化現象

今まで異常がなかったのに、腕が上がらない、腕が後ろに回らないなどの症状が出たら、四十肩・五十肩を疑ってみるべきかもしれません。

これは肩関節周りに発生する炎症のことで、四十〜五十代の人に起こりやすいことから「四十肩」もしくは「五十肩」と呼ばれています。肩から腕にかけて突然痛みが出る場合と、徐々に進行する場合があり、髪が洗えない、エプロンが結べない、下着のホックがとめられない、眠れないなど、日常生活に支障をきたしてしまうやっかいな症状です。

関節の老化、運動不足、冷え、肩や腕の筋肉を使わない生活などが症状を引き起こす要因とも言われていますので、肩関節周辺を温めて、血行を促しましょう。ある程度痛みが続く時期を過ぎると自然と治まり、半年〜一年ほどで治ることがほとんどのようです。

中府《ちゅうふ》

鎖骨の下を胸の内側から外側に指でなぞり止まった位置から親指１本分下の部分。

名前の由来は…

何かが集まる所を「府」といい、ここでは「体の中央から始まる肺の気が集まる所」ということでこの名付けられた。

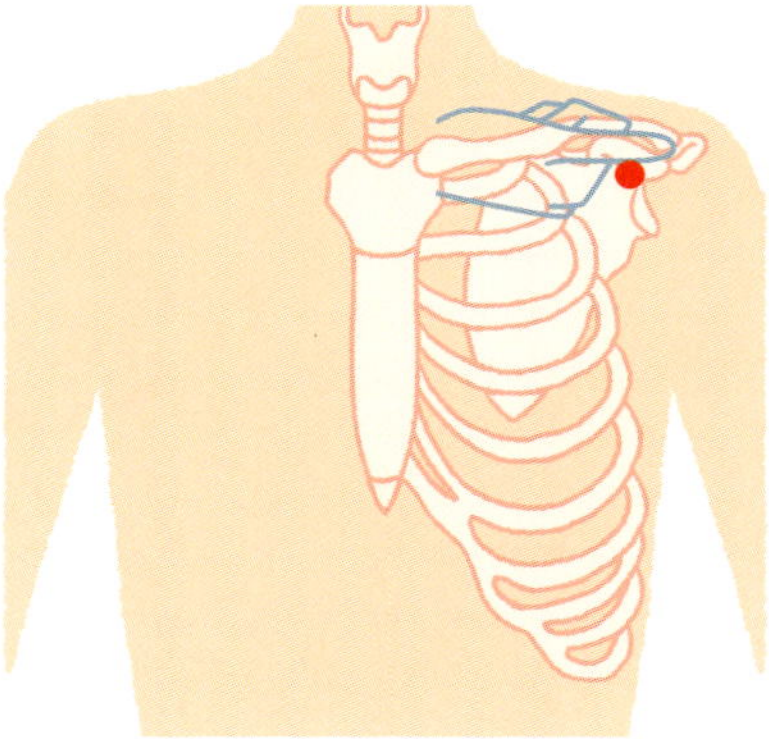

肩髃《けんぐう》

腕を真上に上げた時にくぼむ肩の先端。

名前の由来は…

「肩」は「肩部」、「髃」は骨のすみ、肩先の意味。肩先の片隅にあることから名付けられた。

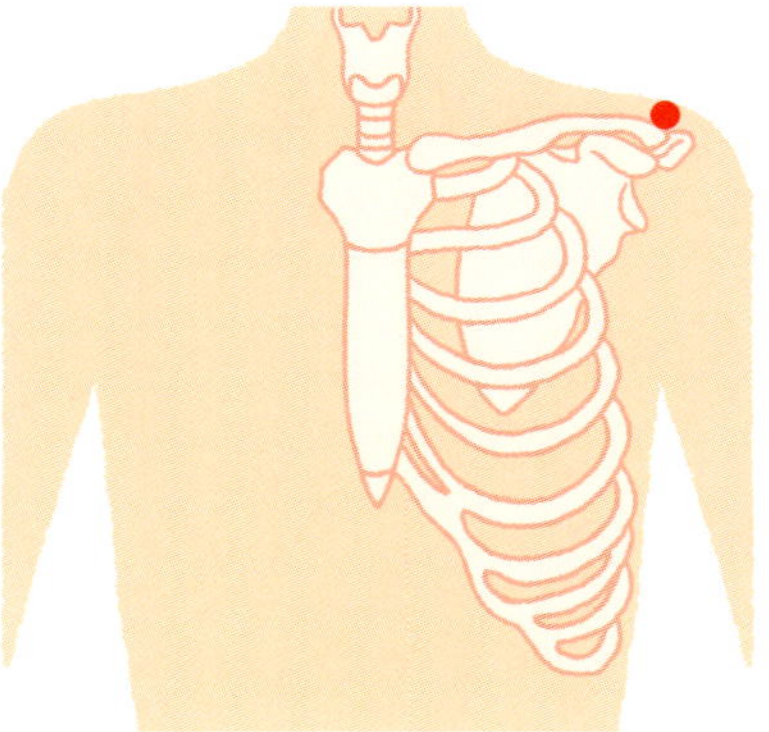

四十肩・五十肩を東洋医学的に考えると…

東洋医学では、熱がこもっている時は冷やし、冷えている時は温めるのが原則です。

初期の炎症が治まると、五十肩は肩周りが冷えてくるので、まずドライヤーや蒸しタオルで温めましょう。筋肉が温まって柔らかくなったら、肘を曲げて腕を真横に上げた時に肩先のくぼむところにある肩髃、肩甲骨の真ん中あたりにある天宗を刺激してください。

肩関節に痛みがある場合も痛いからとそのままにせず、できるだけ肩関節を動かしましょう。

左肩の場合は右手の親指以外の指４本を鎖骨にあてて軽く円を描くように行う中府の４指マッサージがお薦めです。このツボは咳や痰、鼻水などの呼吸器系の症状にも効果的です。環跳も同時に刺激して腕を上げやすくしてください。

CHAPTER 04

腕のだるさ

四瀆

しとく

肘頭の中央からまっすぐ中指まで伸ばした線上の肘頭から親指５本分の部分。

名前の由来は…

「瀆」は水路の意味。「四瀆」とは、長江・黄河・淮河・済水の4つの河川を意味する。

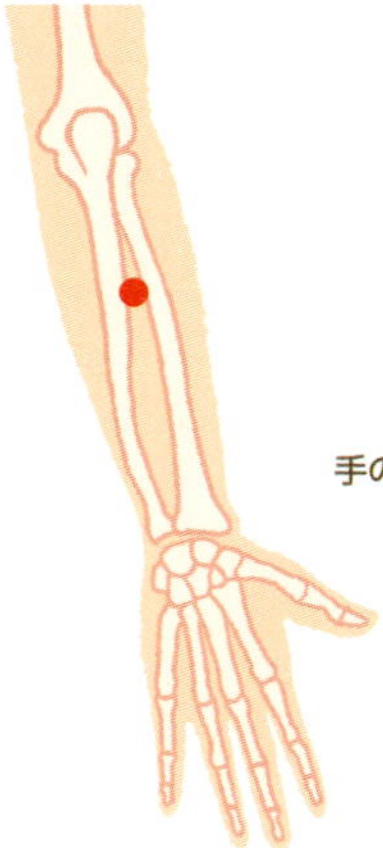

手の甲側

腕骨

わんこつ

手の甲の小指側で、手首のシワよりも少し指側にあるへこみ。

名前の由来は…

手関節は腕関節と呼ばれており、その骨の下にあるため、腕骨と名付けられた。

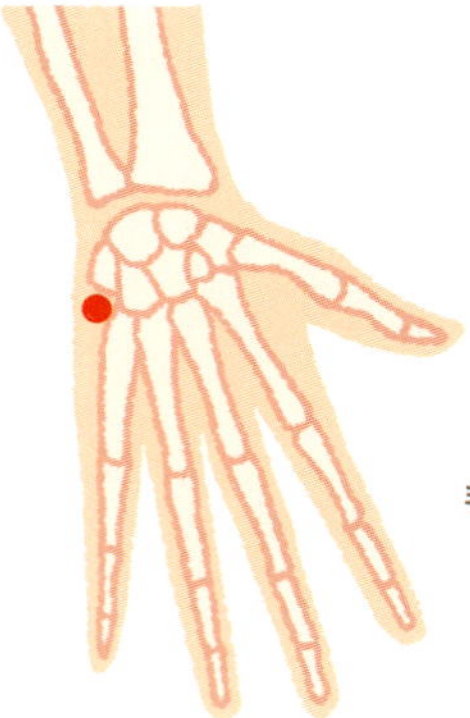

手の甲側

首や肩のコリや冷え、筋肉疲労も原因となります

長時間のデスクワークやパソコン作業などによって、慢性的に腕のだるさや手のむくみを感じている方が増えています。この「だるい」という症状もコリと同様、同じ姿勢を続けることで血流が悪くなって老廃物が溜まったり、筋肉に酸素が行き渡らないことが原因の一つ。姿勢だけではなく、冷房や冬場の冷えも血流を悪くするので、身体を冷やさないことも大切です。

また、腕の神経は首を通っているので、首の筋肉が神経を圧迫していることも起因するため、首や肩のコリを解消するとだるさが軽減する場合が多いです。

細かい作業や重い物を持つなどの筋肉疲労の蓄積によってもだるさは起こるので、定期的に筋肉を休ませてあげましょう。強いしびれが続く場合は病気の可能性もあるため専門医に相談を。

合谷

ごうこく

手の甲を上にし、親指と人差し指の骨が交差した部分から、人差し指へ向かって押していき、痛みを感じるへこみ。

名前の由来は…

「合」は「親指と人差し指が出合う位置」という意味で、「谷」は筋肉の間で指を開いた時に谷のように見えることから名付けられた。

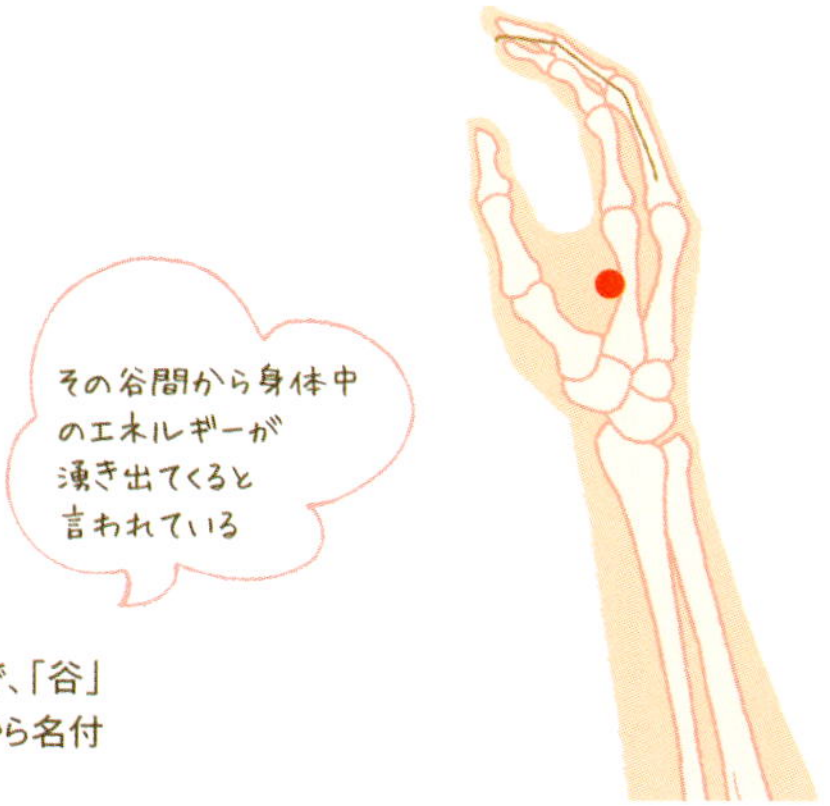
その谷間から身体中のエネルギーが湧き出てくると言われている

曲池

きょくち

肘を曲げた時にできるシワの終わる部分。この辺りを押さえて1番ズーンと響く所。

名前の由来は…

「曲」は「肘を曲げること」を指し、このツボの場所にできる形が「池」に似ていることから名付けられた。

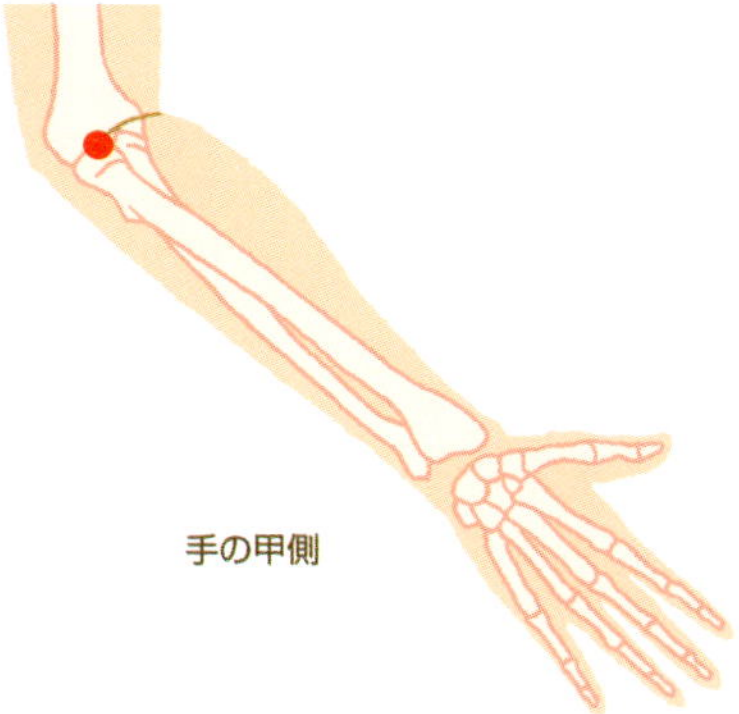
手の甲側

腕のだるさを東洋医学的に考えると…

腕のだるさは、腕だけの問題ではありません。腕には肺経、大腸経など合計6つの経絡が通っており、東洋医学では、ストレス症状や内臓機能の疲れと腕のコリは密接なつながりがあると考えます。腕を通る経絡の流れがよくなると、腕が軽く感じられるだけでなく、首・肩が楽になる、便秘が改善する、深く呼吸しやすくなるなどのうれしい影響があります。

のどや目、鼻、頭などの諸症状にも効果的な合谷、長時間のパソコン作業や手や腕の筋肉が疲れた時にお薦めの曲池を刺激してください。また30分以上同じ姿勢が続かないように、時々腕を動かしましょう。腕の血行を促すため、手から肘まで温かいお湯に浸ける肘湯も効果的です。

CHAPTER 05

寝違え

落枕《らくちん》

手の甲の人差し指と中指の間の骨が交差する部分。

名前の由来は…

「落枕」とは、字のごとく頭が枕から落ちたということで、東洋医学では「寝違い」を意味する。

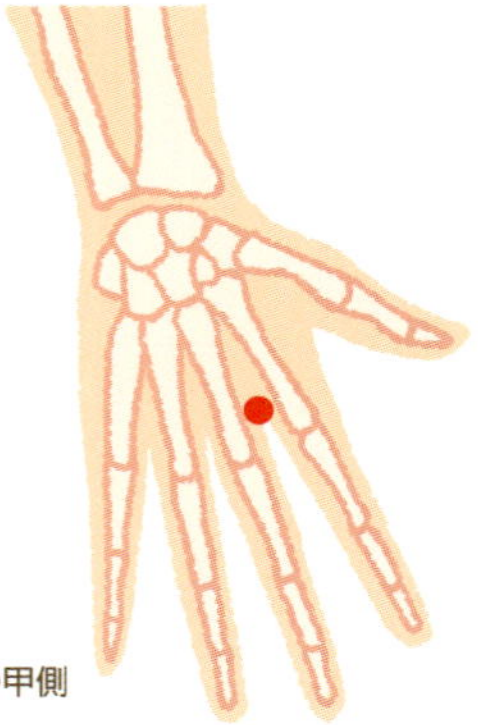

手の甲側

後谿《こうけい》

手を軽く握ると小指側にできる出っぱりの下。

名前の由来は…

「後」は手の指の付け根にある関節の後方を意味し、「谿（渓）」はこぶしを握った時にできる小指側の溝を「谿（渓）」にみたてて命名。

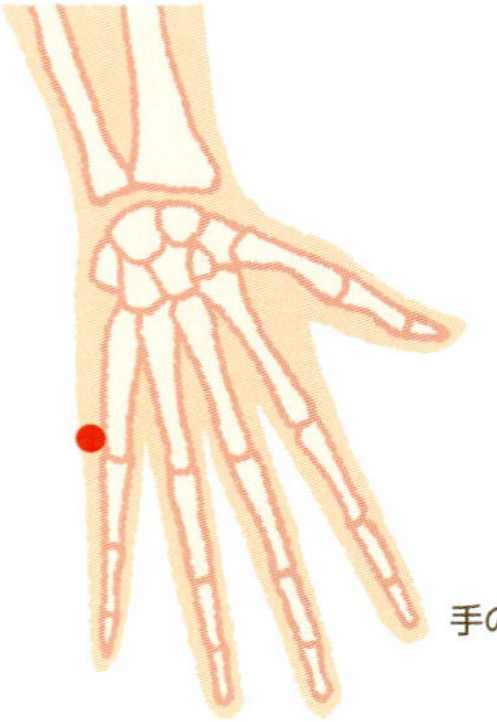

手の甲側

2〜3日で痛みは消えるので、ムリに動かさないほうがよいでしょう

目覚めた時に首が痛くて回らない、首全体がこわばった感じがする…。痛みの重い軽いはあるものの、みなさん一度は寝違えの経験があるでしょう。

寝違えは、首周辺の筋肉の炎症が痛みの正体と言われていますが、はっきりした原因はわかっておらず、コリの蓄積やムリな姿勢での睡眠、疲れやストレスなどが影響すると考えられています。冷えることで筋肉が硬直すると突然痛みを引き起こすことがあるので、首を冷やさないようにしましょう。また、枕の高さが合っていないことが原因で痛みが生じることもあります。

朝、症状が出ても自己流でマッサージやストレッチをするのは逆効果になるので、ムリに動かさないほうがよいでしょう。だいたい2〜3日で自然と痛みは消えることが多いです。

液門《えきもん》

手の甲側の小指と薬指の付け根の間。
握りこぶしを作った時にできる谷間の部分。

名前の由来は…

「液」は「水液」、「門」は「出入口」の意味。液門が属する経絡（三焦経）は水の代謝の通路で、ここから水気が出入りしていることから名付けられた。

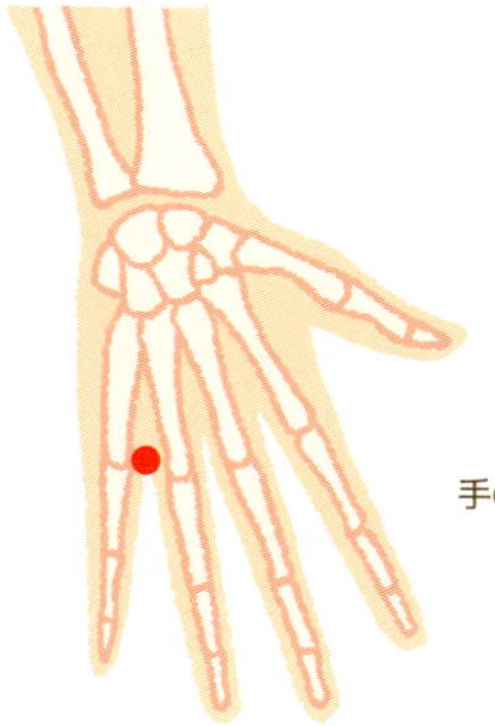

手の甲側

郄門《げきもん》

前腕の手の平側の中央ライン上で、手首の1番深いシワから親指５本分上の部分。

名前の由来は…

「郄」は「骨や筋肉のすき間」、「門」は「出入口」の意味。気血が１番集まる門戸ということから命名。

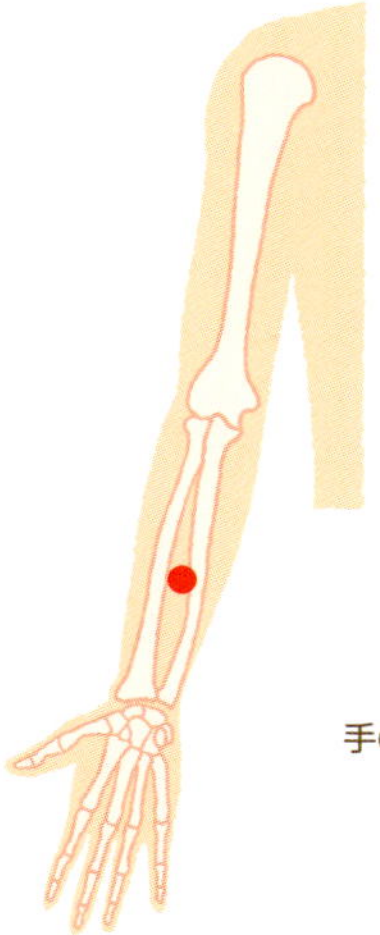

手の平側

寝違えを東洋医学的に考えると…

寝違えの治療で来店される方が多いのは、季節の変わり目、特に春と秋です。気温の変化とともに、筋肉も緊張と弛緩を繰り返しますが、春に起こる場合は、冬に縮んだ筋肉が、気温の上昇とともに緩もうとする際、運動不足で凝り固まって緩みきれないためにバランスが崩れ、首に痛みが生じます。また、秋は、夏に冷房や冷たいものの摂り過ぎで身体が冷えているところに、「食欲の秋」で過食が続き、胃腸の疲れとともに起こるケースが多いです。

お薦めは、寝違えの特効穴落枕。手の甲にあり、寝違えの時に押されると、痛みを感じますが、少し強めに押してください。

寝違えは筋肉の炎症ですので、痛みが強い時は首の筋肉は押さずに、手や腕のツボを刺激して、痛みを緩和しましょう。

CHAPTER 06

三叉神経痛

翳風

えいふう

耳たぶの後ろにある、口を開けるとちょうどくぼむ部分。

名前の由来は…

「翳」は「羽でできた扇子」の意味。「羽扇子」は耳に形が似ているので「耳」に例えられ、このツボは風邪の侵入を防ぐとともに耳の疾患を治すツボということで名付けられた。

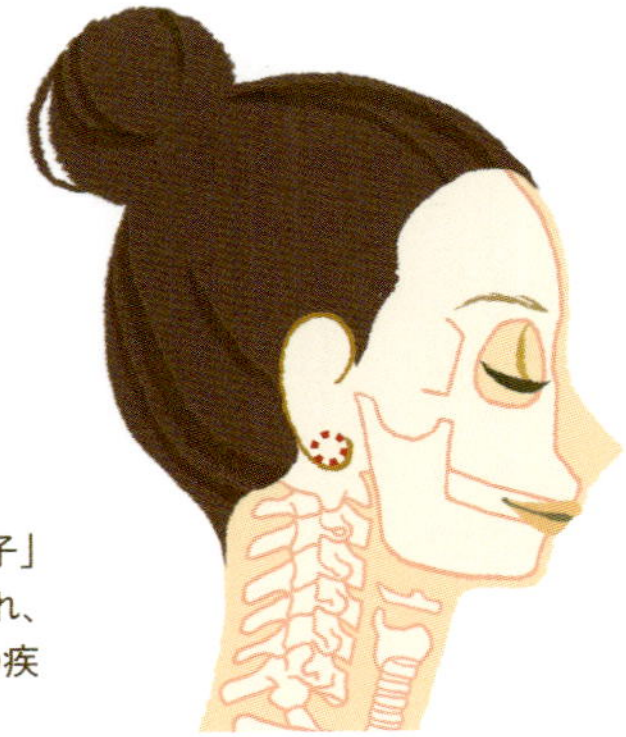

下関

げかん

目尻と耳の穴を結ぶラインの中央にある骨の下のくぼみ。

名前の由来は…

「下」は「下方」、「関」は「軸を中心に動く」という意味で、ここではあごの意味。下あごの関節の障害に効くことから名付けられた。

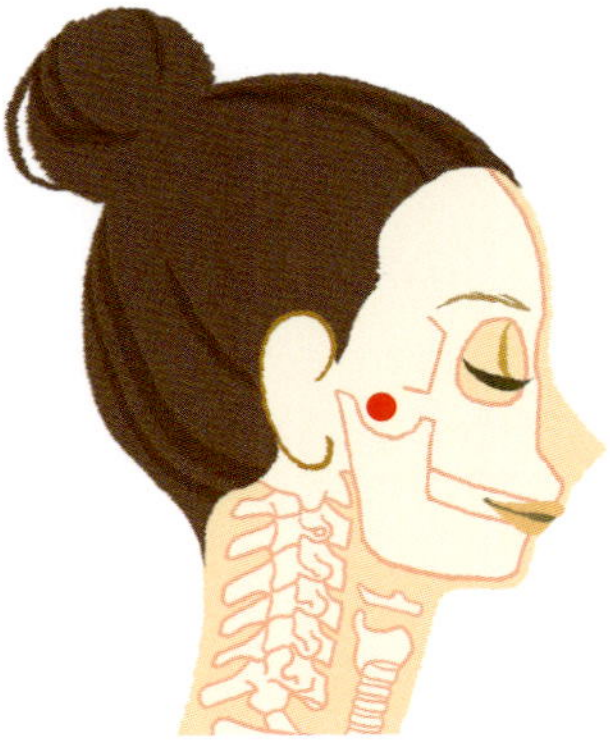

顔全体の刺すような一瞬の痛みが特徴

三叉神経とは、触る、熱い、冷たいなどの顔の感覚を脳に伝える神経のことで、脳神経の中で1番太い神経です。ここに痛みが起こるのが三叉神経痛で、刺すような強い痛みが一瞬走ります。痛みを感じるのは数秒から数十秒。三叉神経は顔全体に広く分布しているため、痛みの範囲が広いのも特徴です。

痛みはメイクをしたり、物を噛んだり、寒さや季節の変わり目など、外からの刺激や温度の変化などで血管が拡張し、三叉神経を圧迫することで発症するといわれています。強いストレスやコリの蓄積も関係しているとみられていますが、はっきりした原因は不明です。

顔の筋肉のコリを緩め、心身ともにリラックスできる環境を作ることも改善方法の一つです。

合谷

ごうこく

手の甲を上にし、親指と人差し指の骨が交差した部位から、人差し指へ向かって押していき、痛みを感じるへこみ。

名前の由来は…

「合」は「親指と人差し指が出合う位置」という意味で、「谷」は筋肉の間で指を開いた時に谷のように見えることから名付けられた。

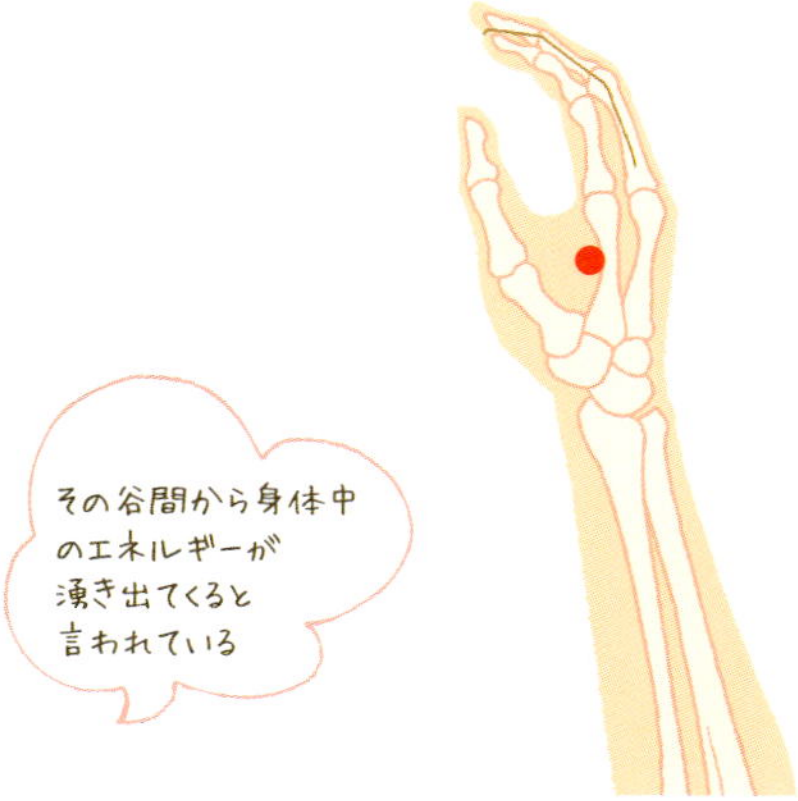
その谷間から身体中のエネルギーが湧き出てくると言われている

三陽絡

さんようらく

手関節を甲側に曲げるとできる手首のシワから指 5 本分上の骨と骨の間の部分。

名前の由来は…

「三陽」は「太陽、少陽、陽明の3つの陽の経絡」を示し、三陽の邪気を治すことを主《つかさど》るツボであり、ここで3つの陽の経絡が合流することから名付けられた。

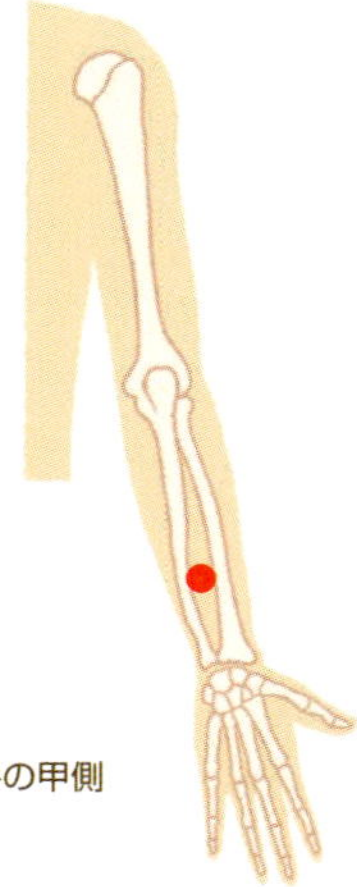
手の甲側

三叉神経痛を東洋医学的に考えると…

一般的に三叉神経痛は中年の女性に起こりやすいといわれており、ストレスや自律神経の乱れ、血行不良によって症状が悪化しやすくなると考えられています。顔や首のコリを改善することで痛みを和らげることができるため、翳風、下関を。特に下関は三叉神経痛に最も効くツボとして知られています。神経の興奮を抑えるためには、少し強めにツボを押すと効果的です。合谷は痛みの軽減に効果があるので、症状が悪化しないように痛みが出たらすぐに刺激してください。

顔面の痛みにより睡眠障害が起こると、疲れが取れず悪化する場合もあるので、眠りの質を高めるために自律神経のバランスを整えることも非常に大切です。ただし放置すると、痛み・しびれなどの症状をエスカレートさせかねないので、痛みが強い場合は早めに医師に相談をすることをお薦めします。

CHAPTER 07

顔面神経痛

周囲の血管が顔面神経を圧迫することで起こる

三叉神経痛と間違えやすい疾患に、顔面神経痛があります。表情筋をコントロールして様々な表情を作るのが顔面神経で、周囲の血管がこの神経を圧迫することで症状が出ます。三叉神経痛のような痛みはなく、顔の片側だけが痙攣するのが特徴です。最初は目元がピクピクする程度ですが、症状が進むと頬や口元も痙攣するようになり、口が閉じなくなったり、まばたきがしにくくなることもあります。

はっきりした原因は分かっていませんが、長時間、額に風があたったり、強いストレスや疲労の蓄積などが影響するといわれており、軽い場合は環境を変えるだけで自然に治ることもあります。

気になる症状がみられたら、早めに神経内科、脳神経外科などを受診しましょう。

聴会《ちょうえ》

耳の穴の前の突起のふもとの最も下の部分。

名前の由来は…

「聴」は「聞く」、「会」は「会う」「集まる」の意味。耳のトラブル時に邪気が集まる所、すなわち耳の疾患に効果があるツボということから名付けられた。

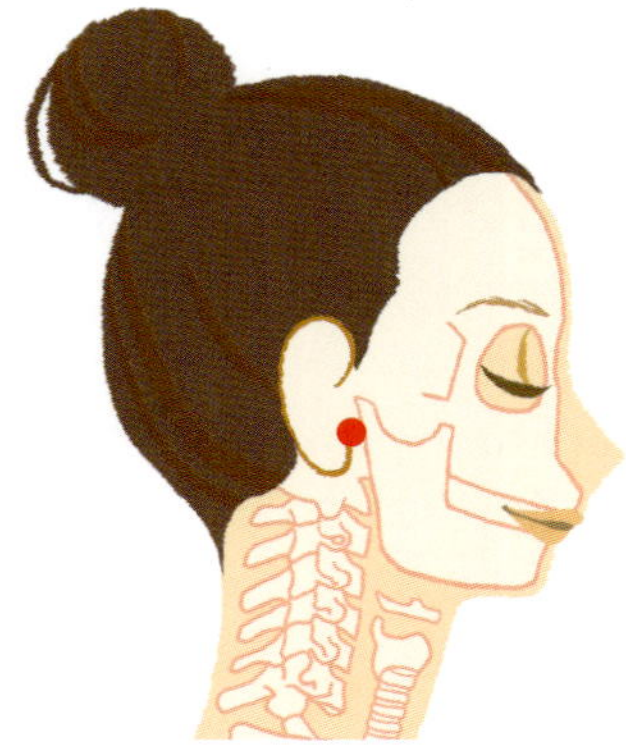

承漿《しょうしょう》

下あごの顔の中心線上にあり、下唇の中央から、指1本分下がった部分。

名前の由来は…

「承」は「受ける」、「漿」は「よだれ」の意味。流れ出たよだれを受ける所ということから名付けられた。

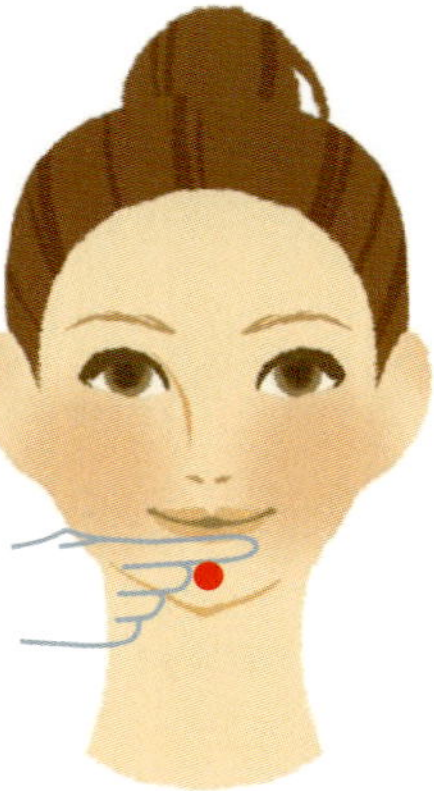

太衝

たいしょう

足の親指と人差し指の間を骨に沿って指先側から足首側に向かって指でなぞっていき、指が止まる部分。

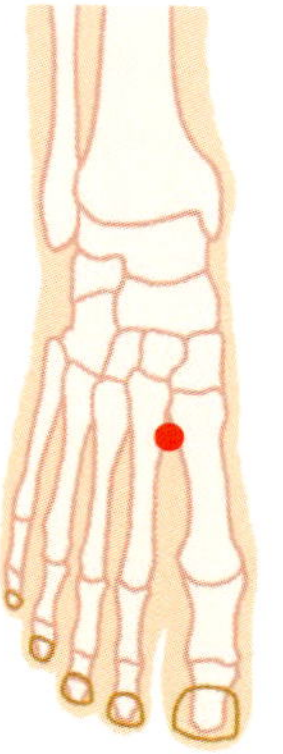

名前の由来は…

「太」は「大きい」、「衝」は「要衝」の意味。このツボは動脈の拍動を感じることができるほど、気血の流れが盛んな位置にあることから名付けられた。

翳風

えいふう

耳たぶの後ろにある、口を開けるとちょうどくぼむ部分。

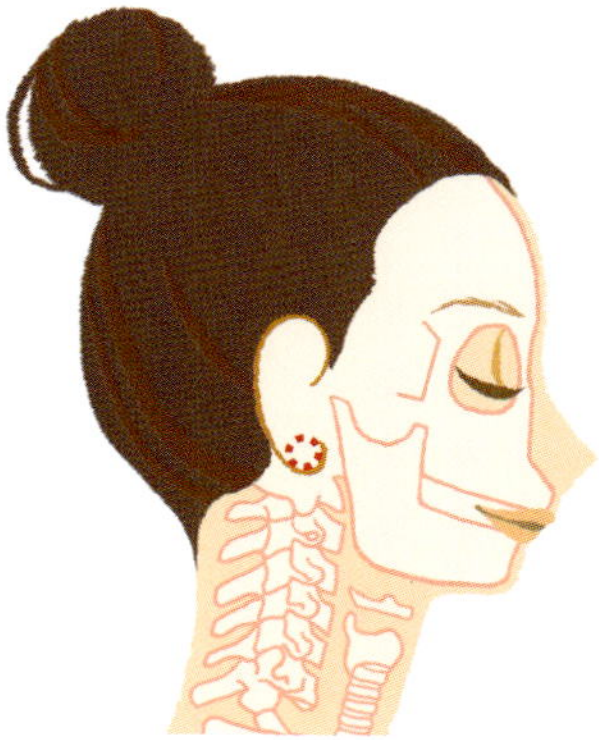

名前の由来は…

「翳」は「羽でできた扇子」の意味。「羽扇子」は耳に形が似ているので「耳」に例えられ、このツボは風邪の侵入を防ぐとともに耳の疾患を治すツボということで名付けられた。

顔面神経痛を東洋医学的に考えると…

顔面神経痛による顔の筋肉の痙攣や麻痺は、「肝」の病だと考えます。「肝」は「筋」を主《つかさど》るため、肝の疲れは筋肉の運動障害を起こします。肝の流れを促すため、まずは太衝を。また、顔面神経は耳の下側と前面に集まっているので、耳たぶの後ろにある翳風、耳たぶの前の、口を開いた時にくぼみができる聴会を刺激してください。特に頬がピクピクと痙攣する時は聴会を強めの圧で5秒押圧してから離す、また5秒押圧して離すマッサージを繰り返してください。唇がピクピクする時は、同様に承漿をマッサージしましょう。承漿は顔のむくみ、三叉神経痛にも効果的です。

顔面神経痛は、身体を休めて心を緊張状態から解放したいという身体からのSOSなので、休養を取ることでも症状の改善は早まります。

CHAPTER 08

歯痛

ツボ刺激でその場の一時的な痛みが治まります

歯痛の原因は主に虫歯ですが、それ以外にも知覚過敏や歯茎の炎症、歯並びや噛み合わせの問題、発熱による歯のうずきなど、いろいろな要因が考えられます。一見、疲れやストレスと歯痛は無関係のように思えますが、身体の抵抗力が弱くなると、抑えられていた痛みを感じたり、細菌に負けてしまい、炎症の悪化につながることも。

また、首とあごの筋肉はつながっているので、コリによってあごの骨に影響が出て、歯が浮くような不快感を感じる方もいます。

虫歯や歯肉炎そのものの治療は歯医者さんに頼るしかありませんが、痛みを和らげたり、疲れやストレスによって起きる歯茎の炎症、コリが原因の歯痛については、ツボで一時的に改善することが可能です。

女膝

じょしつ

かかとの後ろで、足の裏側の赤い色と足の表側の白い色の境目の部分。

名前の由来は…

足のかかとに位置し、その形が丸く、ちょうど女子の膝に似ていることから名付けられた。

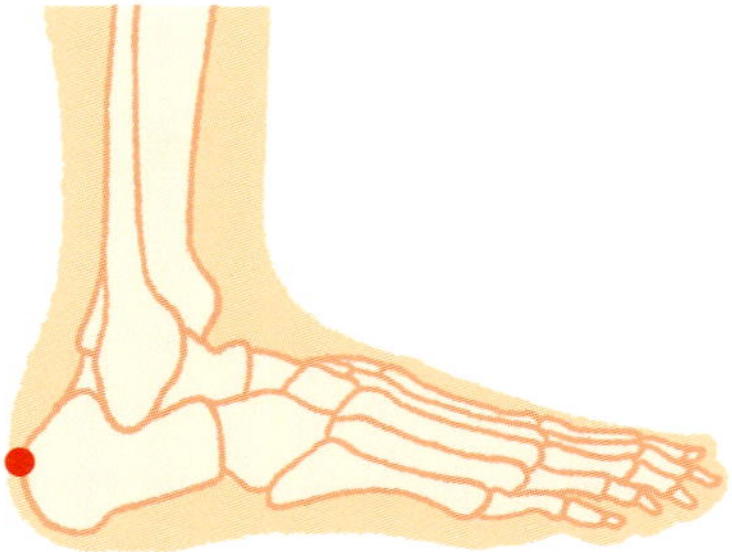

魚際

ぎょさい

母指球の外側で、手の平と手の甲の境界の中央にあるツボ。

名前の由来は…

「魚」は「母指球」を示し、このツボの位置が魚腹に似た母指球の際にあることから名付けられた。

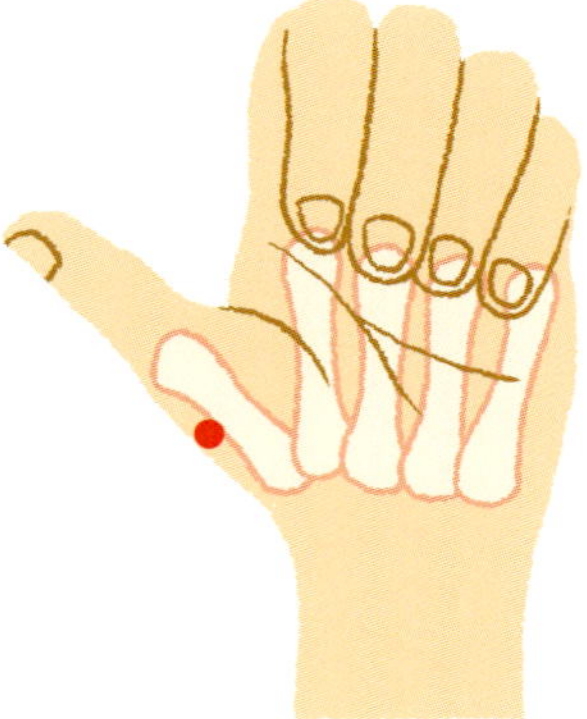

頬車《きょうしゃ》

下あごの角の骨から指１本分上内側。
押すと響くような痛みがある部分。

名前の由来は…

古代では下あごの骨を「頬車骨」といっていたことから名付けられた。

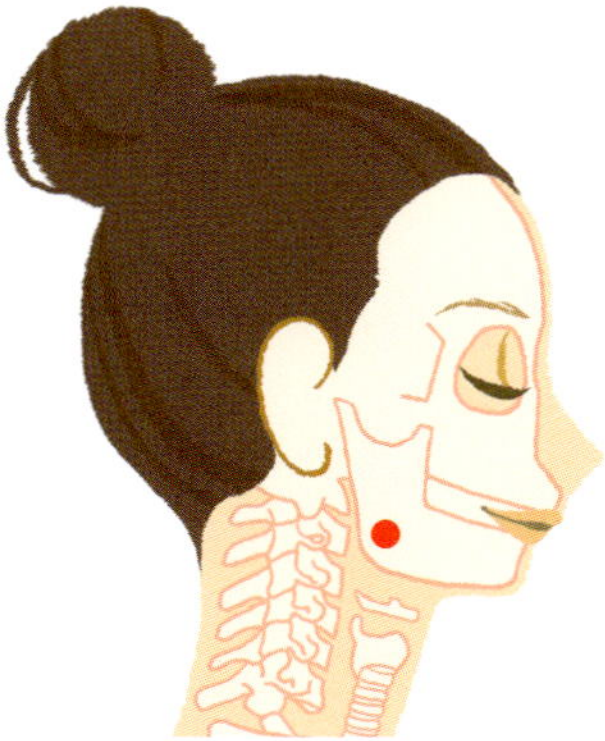

合谷《ごうこく》

手の甲を上にし、親指と人差し指の骨が交差した部位から、人差し指へ向かって押していき、痛みを感じるへこみ。

名前の由来は…

「合」は「親指と人差し指が出合う位置」という意味で、「谷」は筋肉の間で指を開いた時に谷のように見えることから名付けられた。

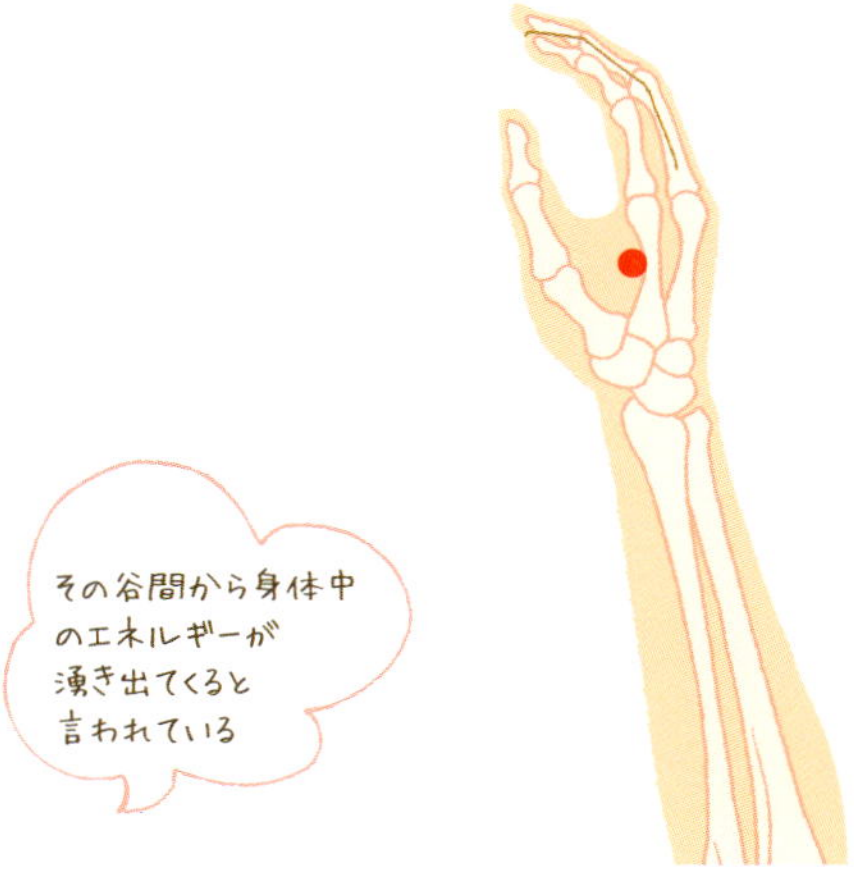
その谷間から身体中のエネルギーが湧き出てくると言われている

歯痛を東洋医学的に考えると…

歯にも気が巡っているので、東洋医学では歯痛も気の滞りから起こると考えます。上の歯は胃経が、下の歯には大腸経が巡っており、上の歯が痛む時には胃経の頬車、下の歯の痛みには大腸経の合谷を刺激してください。合谷は、海外でも「鍼麻酔効果がある」と紹介されたこともある有名なツボで、頭痛を伴う歯痛や歯茎の腫れにも効果的です。ズーンと響くくらいの強さで押してください。

歯槽膿漏には女膝がお薦め。このツボは特にお灸が効果的です。歯槽膿漏や歯周病、歯肉炎は肩コリによって痛みが強くなるケースが多いので、肩コリのツボ魚際といっしょに刺激すると、痛みが和らぎます。

CHAPTER 09

坐骨神経痛

ぎっくり腰やヘルニア、内臓疾患、冷えなどの症状として出現

坐骨神経とは、下半身を動かす時に脳からの指令を送る、とても大事な神経です。身体の中で最も長く、太さも鉛筆ほどあり、腰から出て骨盤、お尻、太もも、ふくらはぎを通り、足先までつながっています。この神経が何らかの原因で圧迫され刺激を受けるのが坐骨神経痛です。

症状としては、腰やお尻の痛みやコリ、太ももからふくらはぎにかけてのしびれなどが代表的で、症状が広範囲に出て、悪化すると、痛みのため歩行困難になったり、脚に力が入らなくなることも。

実は「坐骨神経痛」という病名はなく、何か別の疾患の症状として現れていることがほとんど。その原因として多いのが、慢性的なぎっくり腰や椎間板ヘルニアですが、内臓疾患や老化、肥満、冷えによる血行不良によって起こる場合もあります。

殷門

いんもん

太ももの後面の真ん中の部分。

名前の由来は…

「殷」は「真ん中、大きい」、「門」は「邪気が出入りする所」の意味。太ももの中央にあり、下肢の疾患に効果があることから名付けられた。

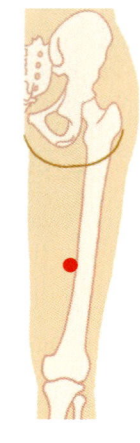

承扶

しょうふ

お尻と太ももの境のちょうど真ん中。

名前の由来は…

「承」は「受ける」、「扶」は「支える、助ける」の意味。「下肢や太ももの機能を助けるツボ」ということから名付けられた。

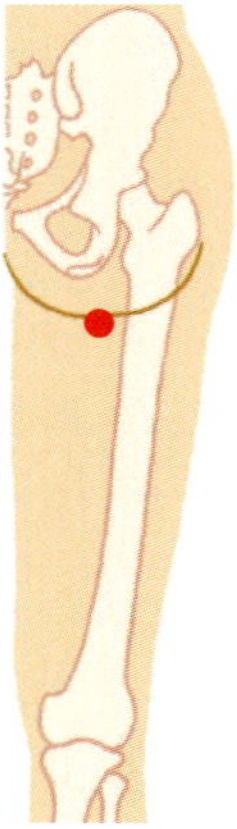

委中《いちゅう》

膝を曲げた時に膝の裏側にできるシワの中央部分。

名前の由来は…

「委」とは「女性が腰を屈曲し、禾（いね）を拾う様子」から「曲がる所」を、「中」は「真ん中」の意味。膝裏の真ん中にあることから名付けられた。

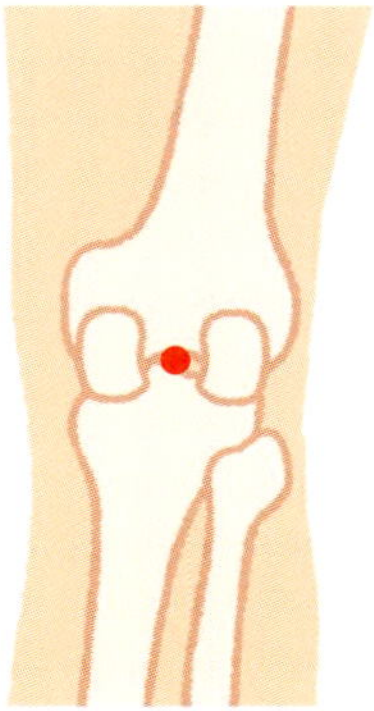

陽陵泉《ようりょうせん》

膝の外側の骨の出っぱりから親指1本くらい下のくぼみの部分。

名前の由来は…

「陽」は「外側」、「陵」は隆起である「腓骨頭」を指し、「泉」はその前下方の陥凹部を指す。

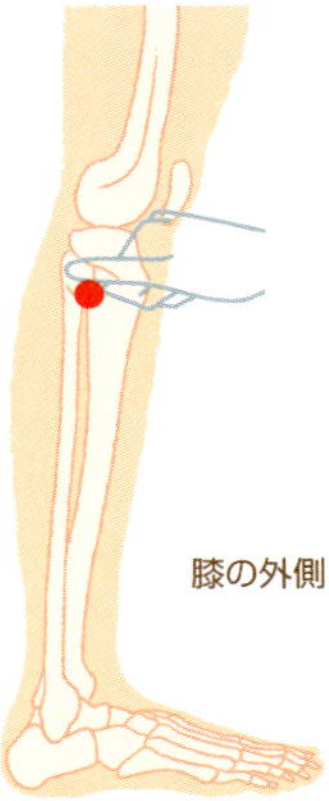

坐骨神経痛を東洋医学的に考えると…

坐骨神経痛は冷えにより悪化するため、まずは冷えの改善が必要です。下半身を冷やさないようにする、湯船にゆっくりつかるなど、日常的に温めるようにしましょう。ツボ刺激でお薦めなのは、お尻と太ももの境目の承扶、太ももの後ろの殷門、膝の裏側の委中です。太ももの後ろから足にかけてひきつるような痛みを感じる時に、承扶を軽く押すと、硬いコリに触れます。痛みに対する防御反応が働き、カバーしようとお尻に力が入るので、筋肉が疲れて硬くなるのです。筋肉疲労には陽陵泉がお薦めです。陽陵泉は足の疲れを軽減するだけでなく、消化機能UPにも効果的。承扶、殷門、委中は膀胱経という経絡でつながっており、膀胱経は首の後ろや背中、腰、足を通っているので、足の痛みだけでなく、首のコリや背中の張り、腰痛の緩和にも効果的です。

CHAPTER 10

腰の痛み

環跳《かんちょう》

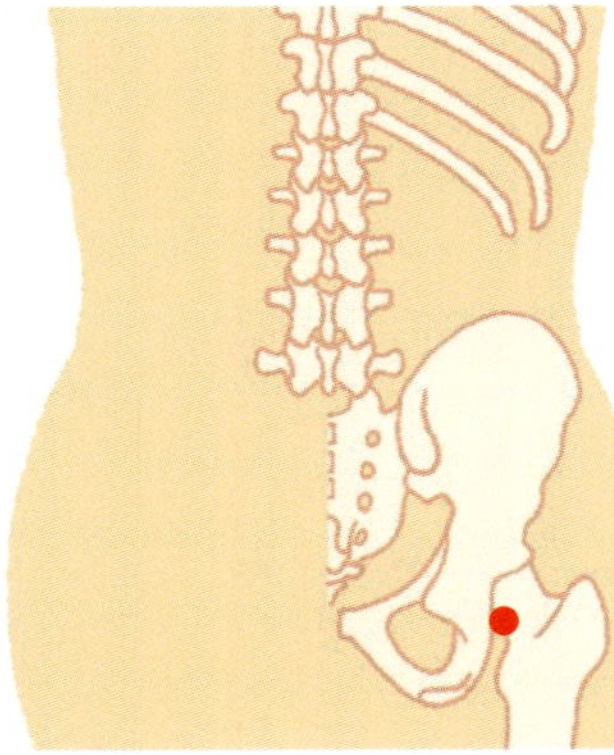

お尻に力を入れるとエクボができる部分。

名前の由来は…

「環」は「たまの輪」、「跳」は「踊る」の意味。骨盤（環）の中にあり、踊るように股関節を曲げるとよく触れるツボということから名付けられた。

崑崙《こんろん》

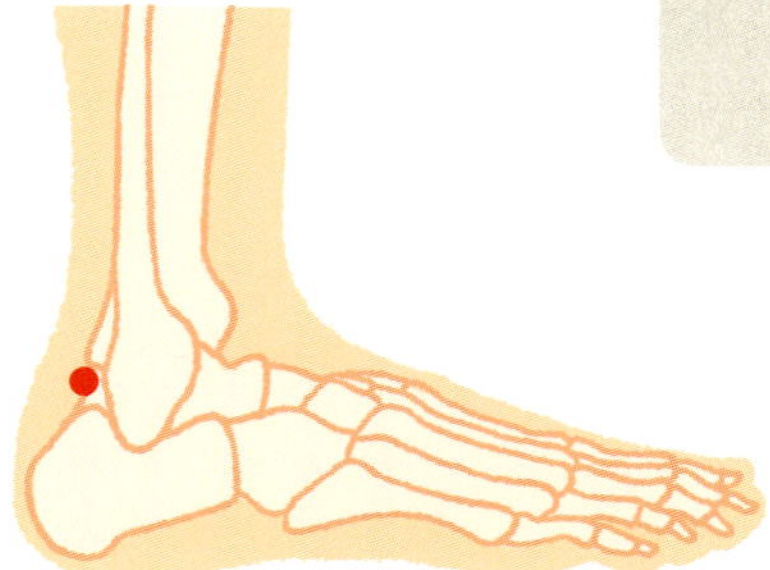

外くるぶしの出っぱり（外果）とアキレス腱の中央のくぼみ部分。

名前の由来は…

中国で聖なる山とされる「崑崙山」が名の由来。外くるぶしとアキレス腱の隆起をその山に例えている。

骨盤周りやお腹の冷えが腰痛の原因となっていることもあります

肩コリと同じくらい、その症状で悩んでいる方が多いのが腰痛です。長時間のデスクワーク等で同じ姿勢が続いたり、運動不足による筋肉の老化や、立ち仕事で足に疲労がたまることなどが原因だと考えられます。

腰痛を訴える方に多く見られるのが骨盤周りやお腹の冷えです。冷えによって筋肉が収縮してしまい、血管を圧迫して血流が悪くなり、筋肉に老廃物がたまるのです。温めると血液の循環がよくなって、筋肉の緊張がほぐれます。

腰そのものに問題がある他に、内臓や婦人科系の病気が影響している場合やストレスで起こる場合もあります。痛みが激しかったり、継続する場合や夜間痛がある場合は、早めに専門医に相談を。

志室

ししつ

おへその裏の背骨の出っぱりから指４本分外側。

名前の由来は…

「志」は「意志、腎に宿る精神作用」、「室」は「部屋」の意味。志が宿る腎経の重要な穴であることから名付けられた。

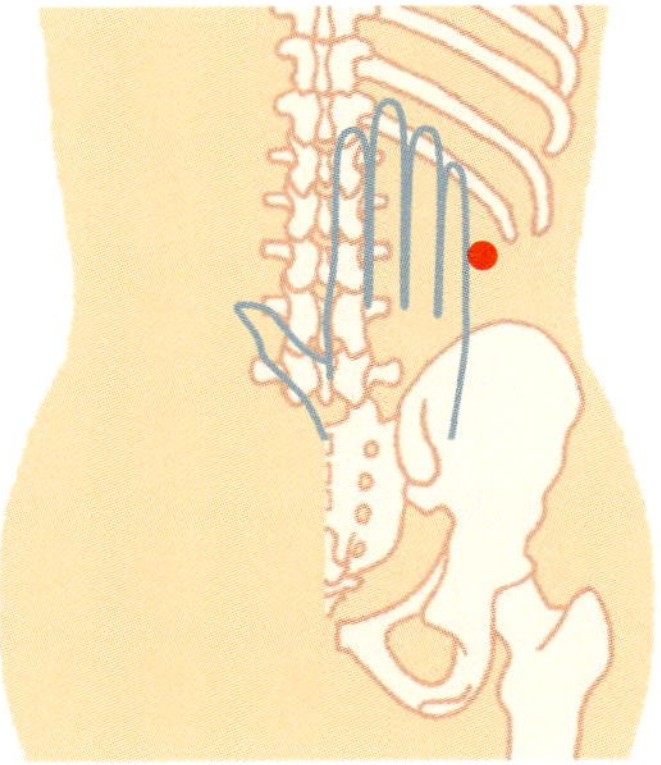

委陽

いよう

膝を曲げた時に膝の裏側にできるシワの真ん中が委中というツボ。それより少し外側。

名前の由来は…

委中の陽（外）側にあることから名付けられた。

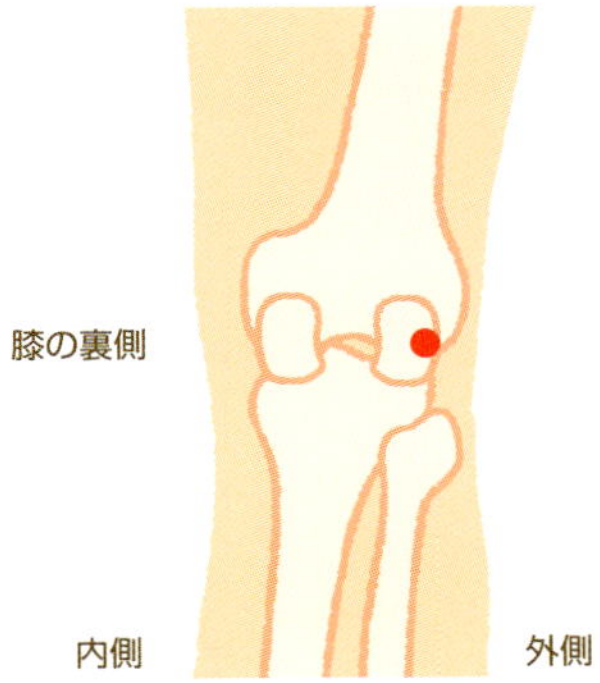

腰痛を東洋医学的に考えると…

鍼灸で腰痛治療を行う場合、足のツボからアプローチしていきます。まずは崑崙や委陽がお薦め。腰痛に効果的なツボは膀胱経上に多いので、膀胱経の足のツボ崑崙や委陽を刺激することで、頭、背中、腰などにも刺激が伝わり、腰の筋肉の緊張も緩みやすくなります。

立っている時に痛みを感じやすいのは志室付近。硬いコリの塊ができやすく、腰の疲れている人ほど押すと気持ちよさを感じます。志室にコリがある場合は、まず委陽付近をほぐしてから志室を刺激するとよいでしょう。

また、腰を支える筋力が低下すると、股関節や太もも、膝に負担がかかり、足の外側の筋肉が張って、下半身太りの原因にも。股関節の環跳を刺激して、股関節周りの血行を促しましょう。

CHAPTER 11

膝の痛み

陰谷

いんこく

膝を軽く曲げた時、膝の裏側にできるシワの内側の端の部分。

名前の由来は…

「陰」は「身体の裏側」、「谷」は「落ちくぼんだ凹み」の意味。膝の裏のくぼみという意味から名付けられた。

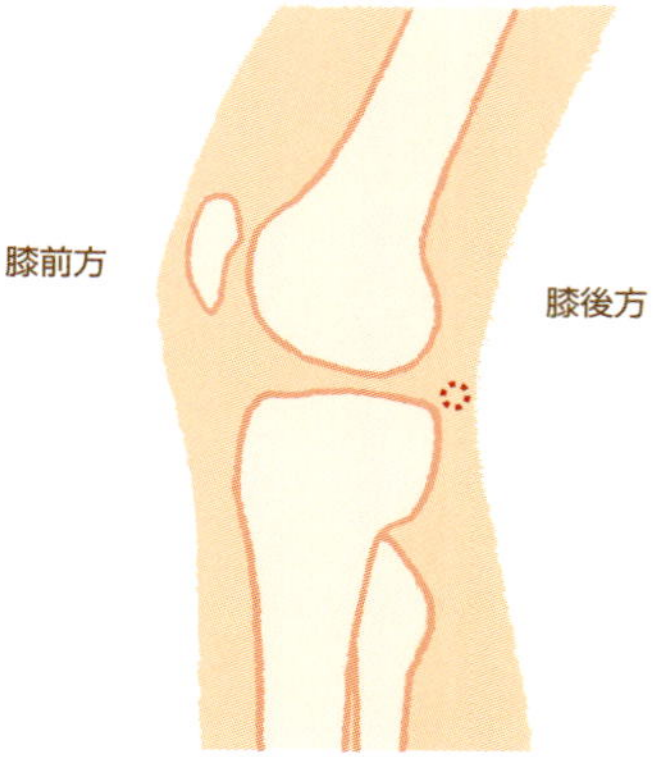

委中

いちゅう

膝を曲げた時に膝の裏側にできるシワの中央部分。

名前の由来は…

「委」とは「女性が腰を屈曲し、禾（いね）を拾う様子」から「曲がる所」を、「中」は「真ん中」の意味。膝裏の真ん中にあることから名付けられた。

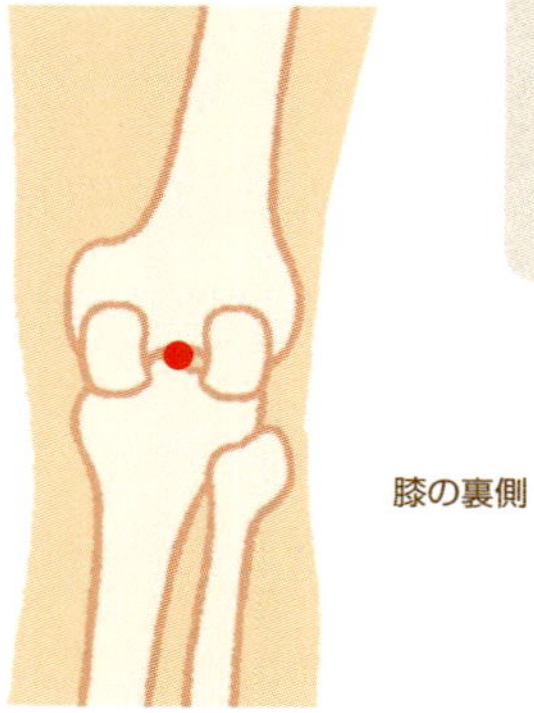

肥満やO脚は要注意。膝の簡単な曲げ伸ばしや水中での運動を習慣に

特に心当たりがないのに、階段を降りる時手すりにつかまらないと安定しない、座っていて立ち上がるのが辛い、膝に水がたまったように腫れるなどの症状が出たら、膝関節に問題がある可能性が大きいでしょう。

膝の痛みは、加齢による筋力低下で起こりやすい症状ですが、実際は四十代位から症状を訴える方が急激に増える傾向にあります。肥満やO脚、運動不足、ストレスによっても痛みが生じ、痛みをかばって運動制限があると、太ももやふくらはぎの筋力は余計に衰え、さらに膝への負担が増加して悪化してしまいます。痛いからといって動かさないと関節周りの筋肉が硬くなってしまいますので、膝に負担をかけない水中での運動や、膝の曲げ伸ばしのストレッチを習慣にすることが予防や改善につながります。

膝関《しつかん》

膝を深く曲げた時、膝の裏側にできるシワの内側の端（陰谷の内側）の下方で、くぼんでいる所。

名前の由来は…

その名の通り、膝の関節部にあることから名付けられた。

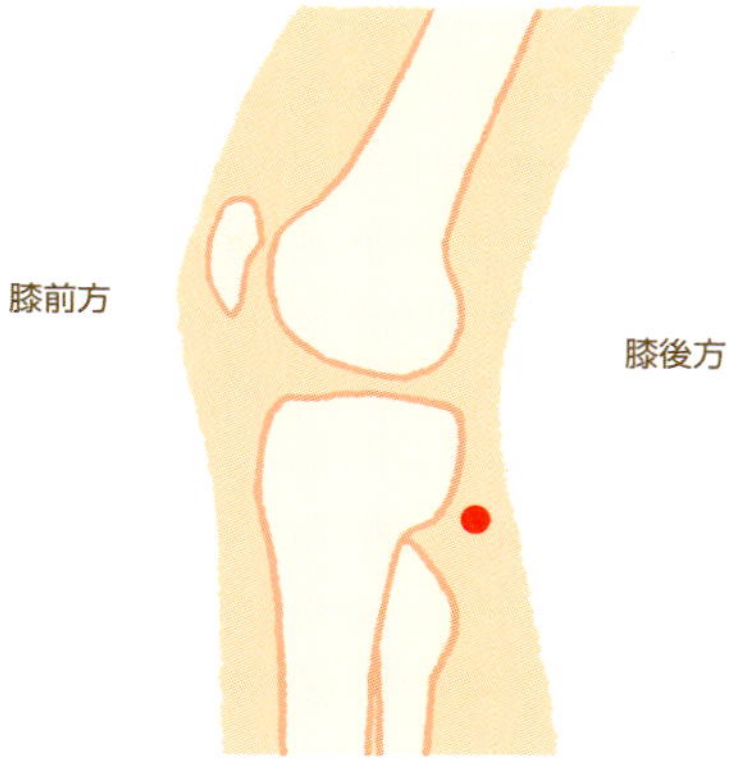

中封《ちゅうほう》

内くるぶしの出っぱり（内果）から親指1本分前のへこんだ部分。

名前の由来は…

「中」は「あたる」、「封」は「境界を定めるために高く盛り上がった土」の意味。中封の属する肝経に異常があると反応点となるツボということ。

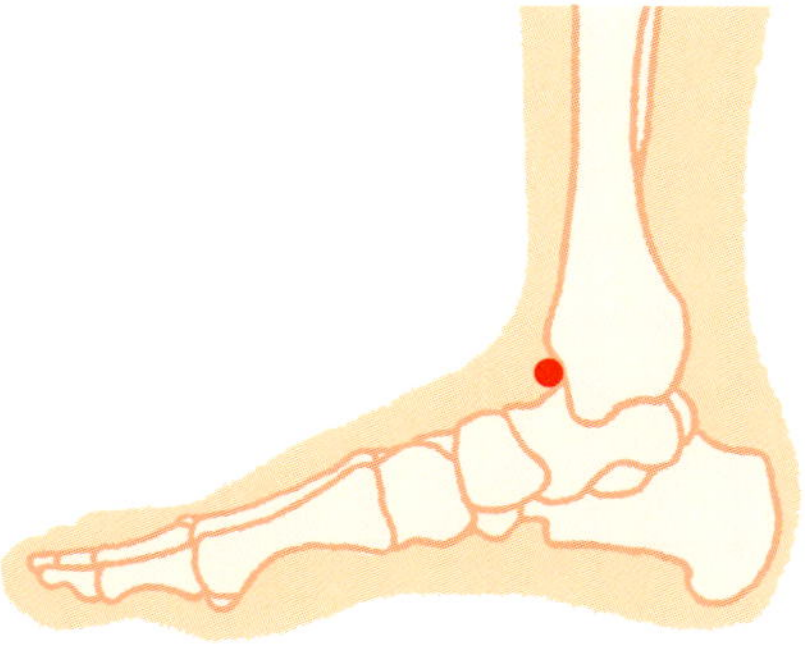

膝痛を東洋医学的に考えると…

膝に痛みがあると、押した時に激痛が走るかもしれないので、気持ちいいと感じるくらいの強さで、まずは、膝関節痛の特効穴膝関を刺激してください。

また、膝の痛みは腰に問題があって症状が現れる場合が多いので、腰と関係する委中や陰谷がお薦めです。これらツボは腰の疲れや痛みにも効果があるので、膝周りの血行促進と同時に、腰の筋肉の硬さを緩めてくれます。

また、足が冷えると膝の痛みも悪化するので、冷えの改善には中封を。

膝関節は太ももの筋力が落ちると痛みが出やすくなりますので、膝から下が床と平行になるように足を伸ばしたり、下ろしたりするストレッチで、太ももの筋肉を鍛えたり、太ももの内側と外側をマッサージするのもお薦めです。

水泉《すいせん》

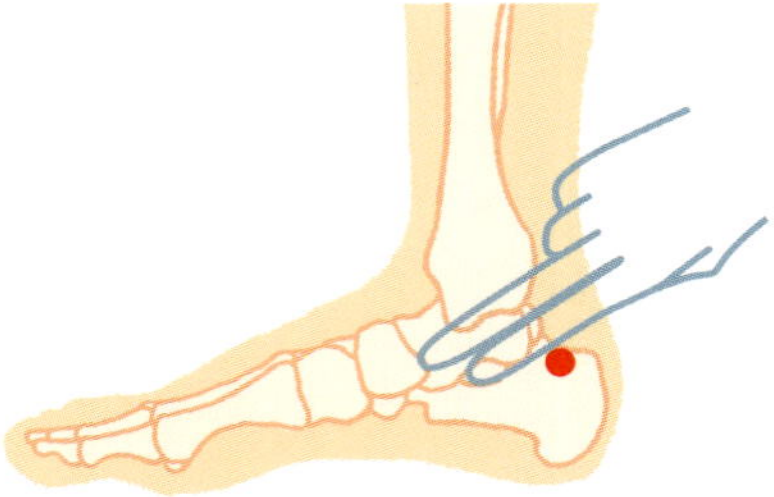

足の内側のくるぶしの出っぱり（内果）から指２本分斜め後ろ下で、アキレス腱との間にあるくぼみ。

名前の由来は…

水泉が属している腎経は水と深い関係があり、水泉は腎経の重要なツボ。「水」は流れる様子を、「泉」は湧き出る様子を示し、水が深い所から溢れ出る水源という意味から名付けられた。

関元《かんげん》

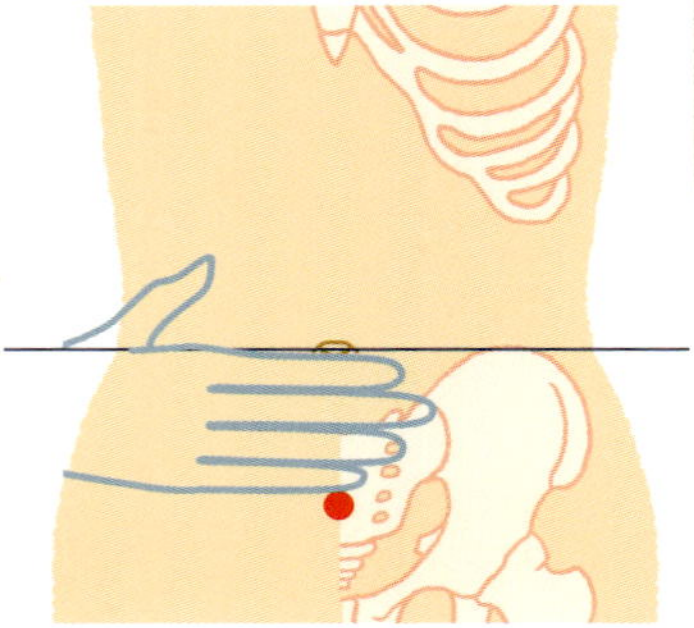

おへその中央から指４本分下の部分。

名前の由来は…

「関」は「関所」、「元」は「元気」を意味する。 つまり身体が元気になるための力が集まる重要なツボということから名付けられた。

CHAPTER 12

ぎっくり腰

じわじわと蓄積した腰の疲れが原因なので、日ごろからの注意が必要

ぎっくり腰とは突然襲う腰の激しい痛みのことで、あまりの痛みに歩けなくなることもあり、年齢や性別に関係なく、二十代でも起こりうる疾患です。重たい物を持った時や、腰をかがめた時、くしゃみをした拍子など、起こるきっかけは人によって様々ですが、ふとした瞬間に突然起こるのが共通点です。

経験された方には何の前触れもなく起こったように思えますが、実は普段から腰に負担をかけていたり、ストレスや冷えなどで、慢性的に疲れがたまって、そこに突然ちょっとした力が加わることで、筋肉や関節が炎症を起こしてしまうのです。一度ぎっくり腰になるとクセになりやすいため、お風呂に浸かって冷えを解消したり、運動不足にならないように日常的に身体を動かすなど、生活習慣を見直すことも必要です。

大腸兪《だいちょうゆ》

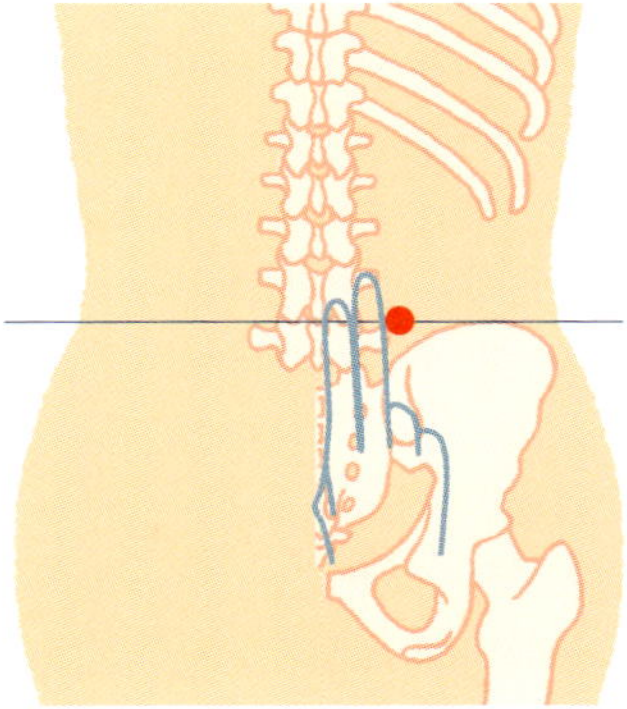

腰の左右にある大きな腸骨の最上部を結んだ高さの背骨の出っぱりから指２本分外側。

名前の由来は…

「大腸」は「大腸」、「兪」は「注ぐ」の意味。「大腸にエネルギーを注ぐツボ」ということで、大腸の病や腰痛に効くことから名付けられた。

腰陽関《こしようかん》

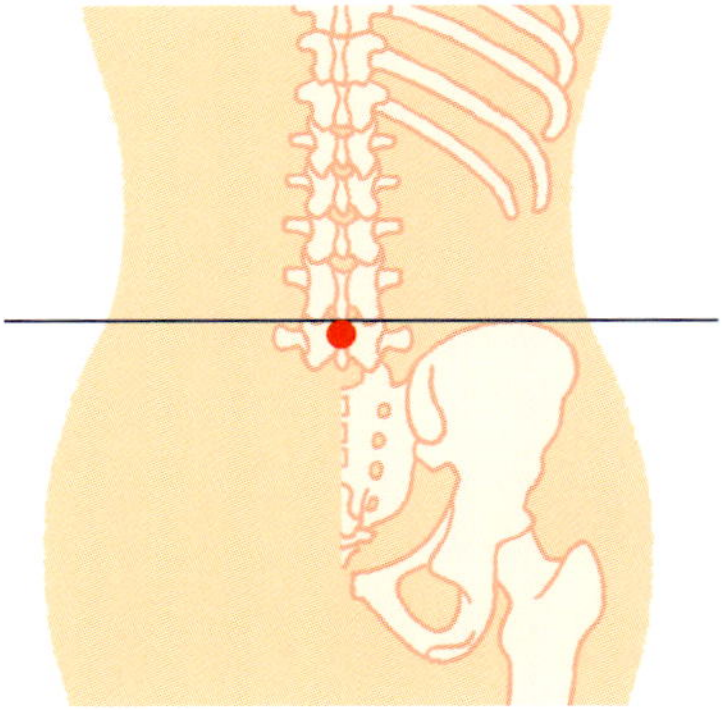

腰の左右にある大きな腸骨の最上部を結んだ高さの背骨の出っぱりの下の部分。

名前の由来は…

「腰」は「腰」、「陽」は「陽気」、「関」は「関所、重要な場所」の意味。「腰にある陽気が出入りするツボ」ということから名付けられた。

ぎっくり腰を東洋医学的に考えると…

ぎっくり腰は、起こった直後は患部に熱感がある場合が多いので、まずは冷やしましょう。1時間程経過してから、幹部に触れて熱感がなければ、それ以上は冷やさずに温めてください。熱感がないのに冷やすと、血行不良で悪化する場合もあるので、注意が必要です。

鍼灸でぎっくり腰を治療する場合は、いきなり腰を刺激せず、まずは足から治療していきます。足のかかとの水泉は触れるだけで飛び上がるくらい痛みを感じることもありますが、少し強めの刺激が効果的です。また、お腹に触れると冷えているケースが多いので下半身の血行を促すため、関元を温めてください。それから、大腸兪や腰陽関を刺激してコリをほぐしましょう。物を取る時には腰を曲げるのではなく、膝を曲げて、腰に負担をかけないような筋肉の使い方をすることも大切です。

CHAPTER 13

胃のもたれ・胸焼け

中脘

ちゅうかん

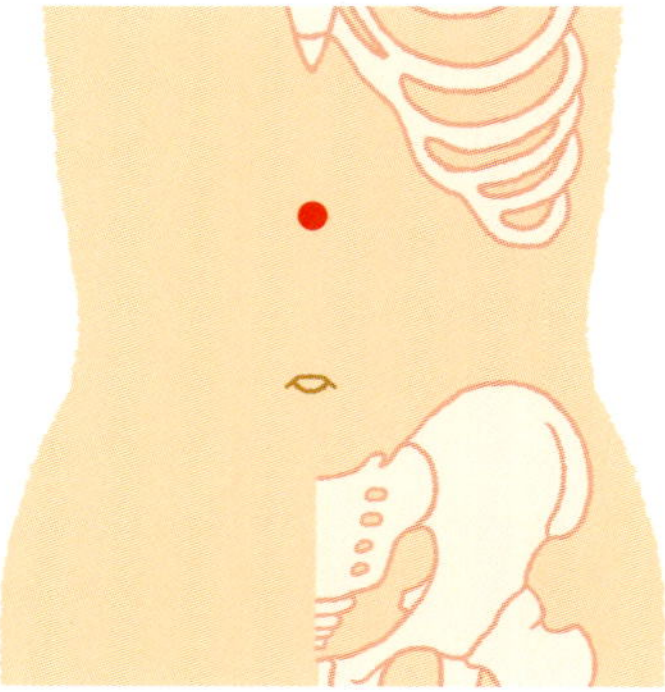

みぞおちとおへその中間部分。

名前の由来は…

中脘は胃の中央部にあり、古代人は「胃」を「脘」といったことから、名付けられた。

裏内庭

うらないてい

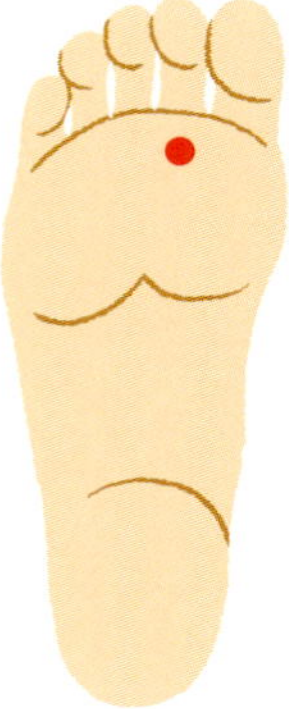

足の人差し指を足の裏に向かって折り曲げた時にその指先が触れる部分。

名前の由来は…

「裏」は「足の裏」、「内庭」は「指を開くと広くなっている所」の意味。足の甲にあるツボの内庭と対峙することから名付けられた。

胃の負担を減らし、ストレスをためないことが大事

胃が重く感じる、張る、むかむかするなどの不快感を胃もたれと言いますが、消化不良で起こる胃もたれは、食べ過ぎ、深夜の食事、香辛料の摂りすぎなどが主な原因です。また短い間隔で食べ続けるのも胃に負担がかかりますので、最低でも４時間は空けた方がいいと言われています。

一方、消化機能の低下は、冷たい物の過剰摂取や不規則な睡眠、疲れや老化などが原因。この場合、少量で満腹になってしまったり、時間が経っても空腹にならなかったりします。また、胃はストレスの影響を強く受ける臓器です。精神的な疲労が続くと胃や腸の働きをコントロールしている自律神経が乱れ、胃酸過多で粘膜が荒れ、別の病気を引き起こす可能性があるので、ストレスを発散し、自律神経を整えることが大切です。

脾兪《ひゆ》

左右の肩甲骨の最下部を結んだ高さの背骨の出っぱりから下に数えて4つ目と5つ目（第11・12胸椎）の間から指2本分外側。

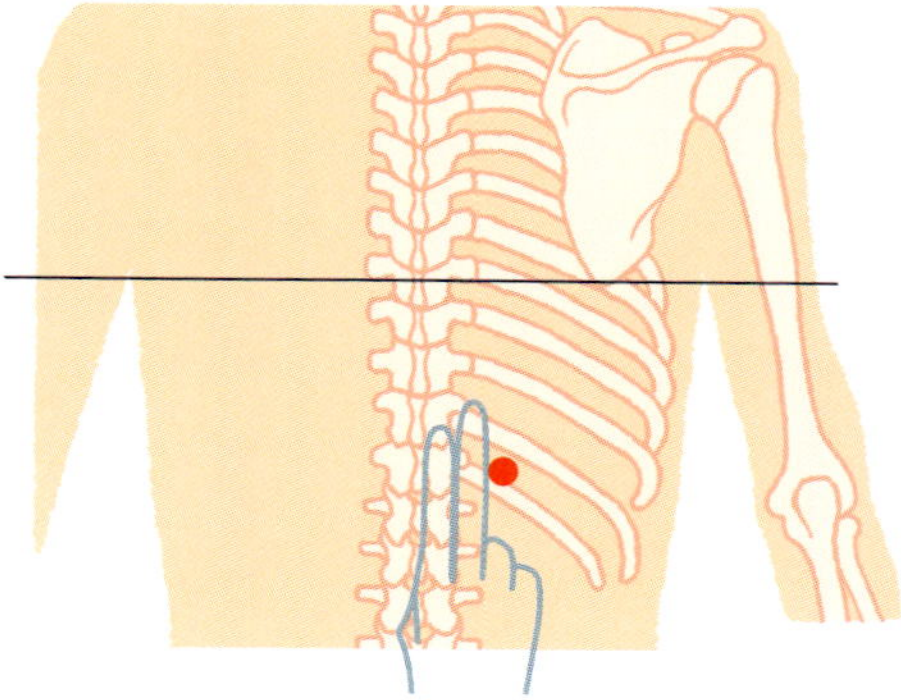

名前の由来は…

脾の経気が巡る所で、脾の病に効くことから名付けられた。

公孫《こうそん》

足の内側の中央で、土踏まずの1番高くなった部分。足の甲と足の裏の肌の色が変わる部分。

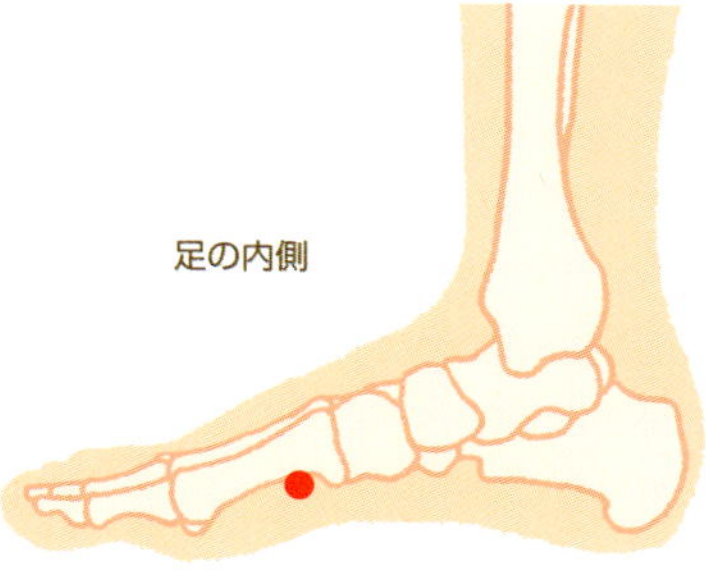

名前の由来は…

黄帝の姓に由来する。公孫が属する経絡である脾経は陰陽五行では中央に位置し四方を灌漑しており、古代中国に君臨していた黄帝に例えられた。

胃もたれを東洋医学的に考えると…

胃が不調の場合はみぞおちとお臍のちょうど真ん中、中脘に痛みが出やすいです。中脘の硬いコリをゆっくり息を吐きながら両手で押し、息を吸う時は力を抜いて、痛みが緩和するまで、ゆっくりとマッサージしてください。

内臓の不調は背中にも現れます。慢性的に胃に不調を感じる方は脾兪を刺激するとよいでしょう。後ろに手を回し、両手のこぶしを背中にあて、30回程こぶしを上下させて脾兪を温かくなるまでこすってください。

公孫は胃腸が疲れると冷えたり、くぼみが深くなります。消化力のバロメーターともいえるツボなので、養生のため、毎日刺激したりお灸で温めることで、胃の働きがUPします。また、裏内庭は急な胃の痛みや食あたり、つわりに効果的です。これらの症状に対してはマッサージより、お灸のほうが効果的です。

CHAPTER 14

便秘

大巨《だいこ》

おへそから親指２本分外側で、
そこから親指２本分下。

名前の由来は…

「大」と「巨」は両方とも「大きい、りっぱ」の意味。腹部の１番盛り上がっている部位にあるので、大巨と名付けられた。

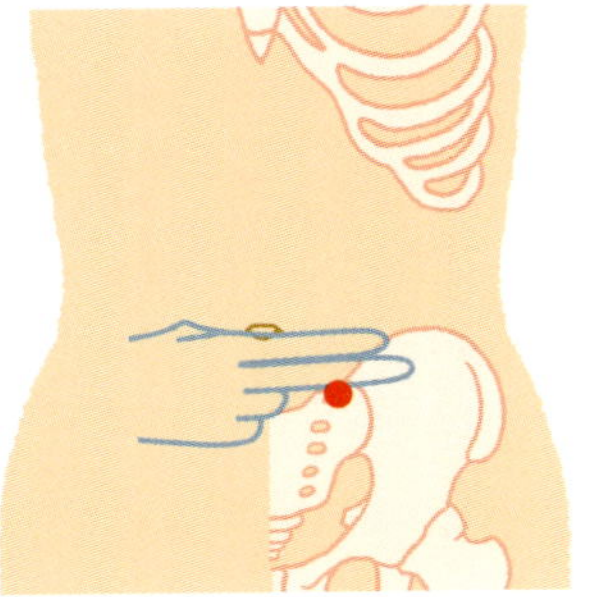

大腸兪《だいちょうゆ》

腰の左右にある大きな腸骨の
最上部を結んだ高さの背骨の
出っぱりから指２本分外側。

名前の由来は…

「大腸」は「大腸」、「兪」は「注ぐ」の意味。「大腸にエネルギーを注ぐツボ」ということで、大腸の病や腰痛に効くことから名付けられた。

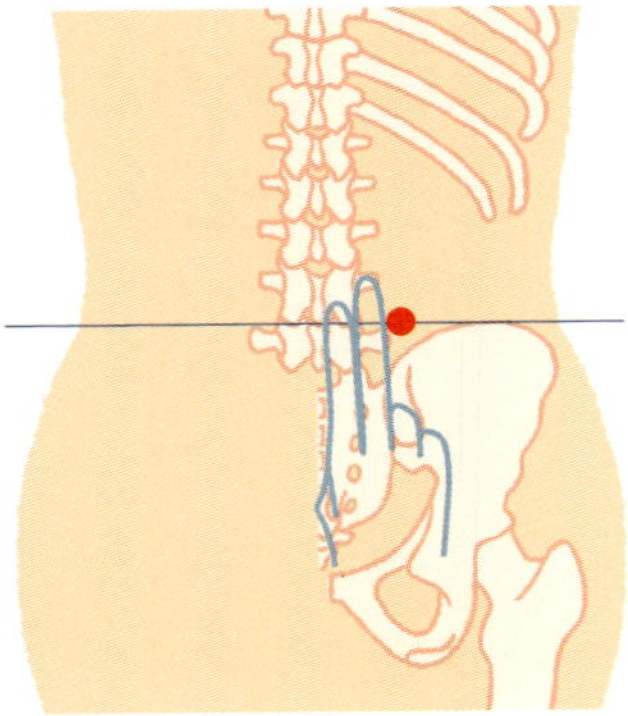

便秘薬の常用は、排便時に腹筋を使わなくなるのでぽっこりお腹に

便秘はお腹の張りや不快感を生むだけでなく、腸内環境の乱れによる肌荒れやむくみ、イライラを引き起こす、言わば女性の天敵です。だからといって便秘薬を常用しすぎると、排便時に腹筋を使わなくなるため、ぽっこりお腹になりやすいので注意が必要です。

排便の習慣は人それぞれなので、毎日排便がなくても、2~3日に1回など、苦痛もなく習慣的に排便ができる場合は便秘とはいいません。ただ、冷えや食生活に問題のある方は下腹部の左側に便が溜まって、上から触れると腸が硬くなっていることがわかります。便秘をしていると、腸に捨てたはずの老廃物が腸内の腐敗物といっしょに再吸収されてしまうので肌荒れの原因になります。

起床時には冷たいジュースや水ではなく、白湯で温めて、腸の働きを促しましょう。

神門

しんもん

手首の横ジワの小指側。少しくぼんだところ。

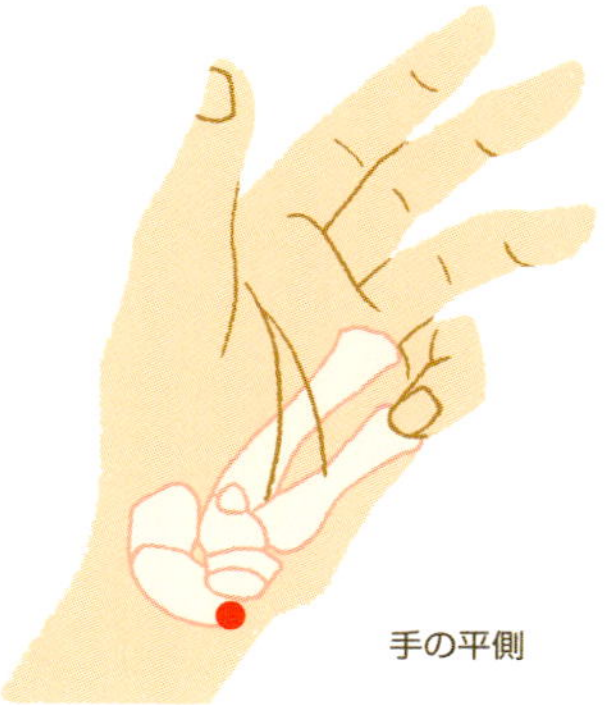

手の平側

名前の由来は…

「神様の出入りする大切な門」という意味から名付けられた。精神の活動に深く関わっているツボ。

意舎

いしゃ

左右の肩甲骨の最下部を結んだ高さの背骨の出っぱりから下に数えて4つ目と5つ目（第11·12胸椎）の間から指4本分外側。

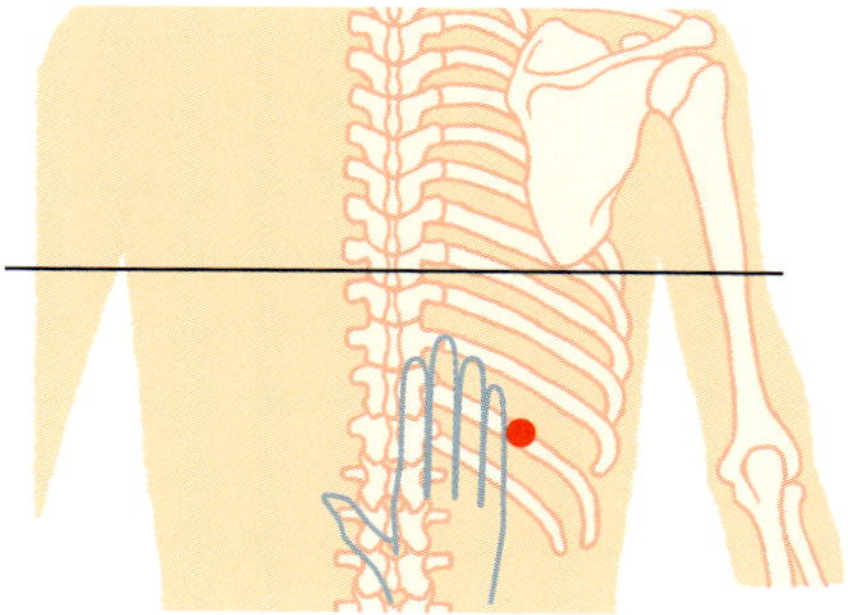

名前の由来は…

「意」は「脾のエネルギーのひとつ」、「舎」は「やどる」の意味。脾胃の疾患を主《つかさど》る大切なツボということから名付けられた。

便秘を東洋医学的に考えると…

慢性的な便秘の場合、朝食前に左右の大巨や大腸兪を押して、腸の動きを促しましょう。

冷えて腸の動きが低下している場合は、大腸兪をカイロで温めたり、大巨や意舎にお灸をして血行を促すのも効果的です。

旅先や大事な予定を控えている場合の便秘は、環境の変化やストレスによって交感神経が優位になって起こります。ストレス性の便秘には神門がお薦め。片方の親指の先を神門にあて、人差し指の付け根方向に、1～2分押すとよいでしょう。

すぐに薬に頼らず、食生活や生活習慣を見直すことも大切です。

CHAPTER 15

下痢

食べ物やお腹の冷えのほか、自律神経を整えることが大切

食あたりや風邪など明らかな体調の悪化によるものを別にすると、下痢の原因として代表的なものは冷えと消化不良。「夏でもお腹は冷やさないように」と言われますが、お腹や腰が冷えると内臓の働きが弱ってしまい、結果として消化不良が起こります。脂肪分や糖分の多い食べ物、香辛料をたっぷり使った料理、お酒の飲み過ぎ、食べ過ぎも消化不良を招きます。

また、ストレスにより自律神経のバランスが乱れ、腸の働きが低下すると、下痢と便秘を繰り返しやすくなります。

お腹に触れて冷えを感じたら、カイロやホットタオルで温めたり、冷たい飲み物は控えましょう。冷えが改善されると下痢も改善されやすくなります。

大横《だいおう》

おへその中心から指6本分外側。

名前の由来は…

「大」は「りっぱ、盛ん、重要」、「横」は「よこ」の意味。つまり、へその横にある大切なツボということから名付けられた。

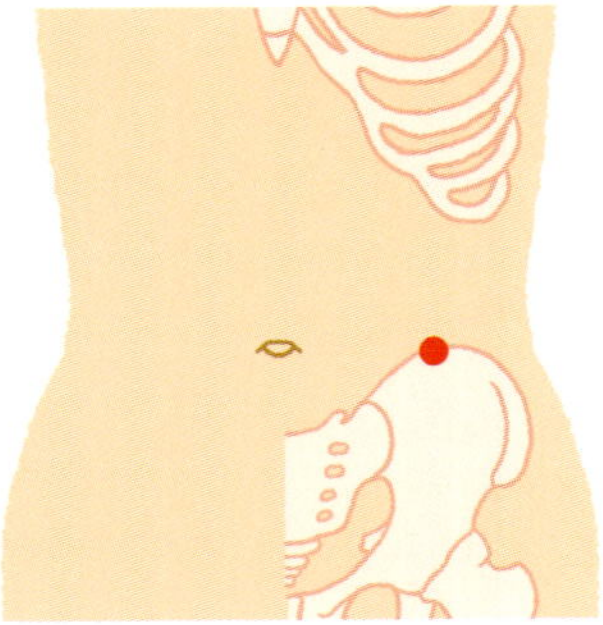

復溜《ふくりゅう》

足の内くるぶしとアキレス腱の間のくぼみからアキレス腱と平行に、指3本分上の部分。

名前の由来は…

「復」は「帰る、戻る、繰り返す」、「溜」は「したたる、とどまる」の意味。邪気が重なりとどまるツボということから名付けられた。

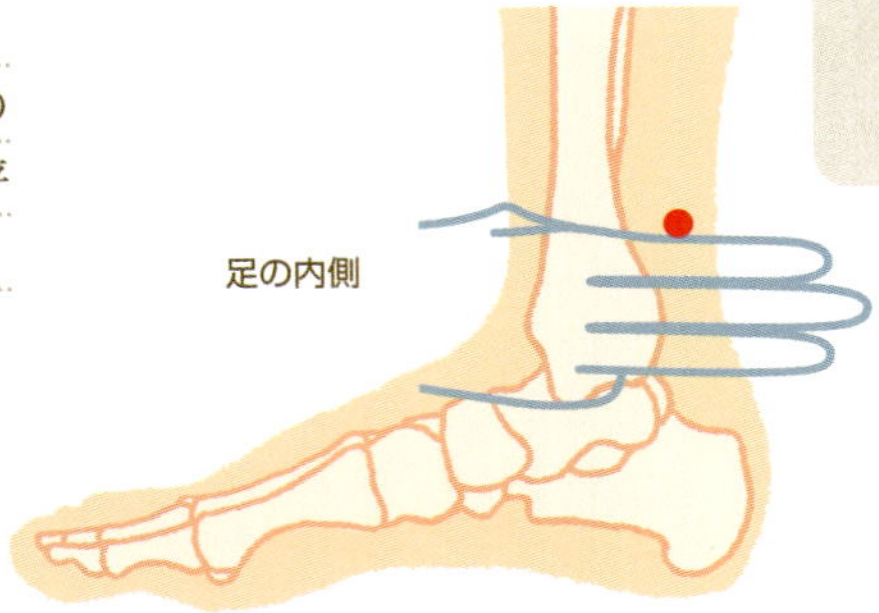

関元

かんげん

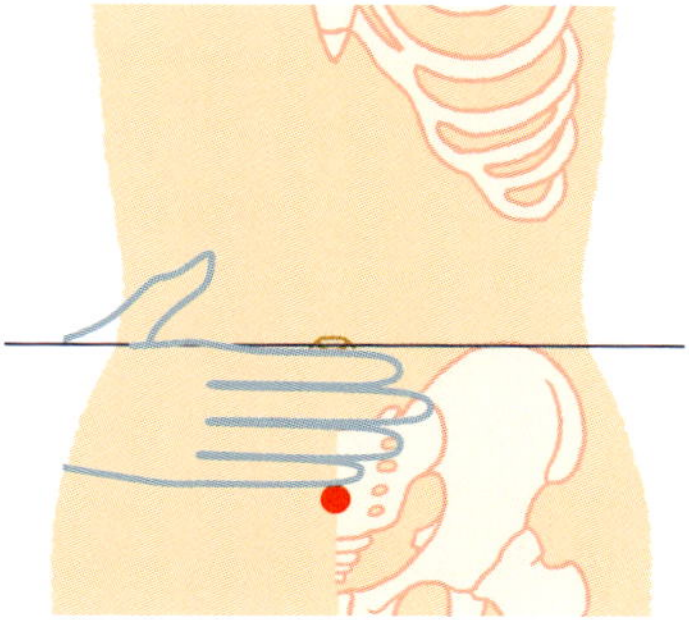

おへその中央から指4本分下の部分。

名前の由来は…

「関」は「関所」、「元」は「元気」を意味する。つまり「身体が元気になるための力が集まる重要なツボ」ということから名付けられた。

公孫

こうそん

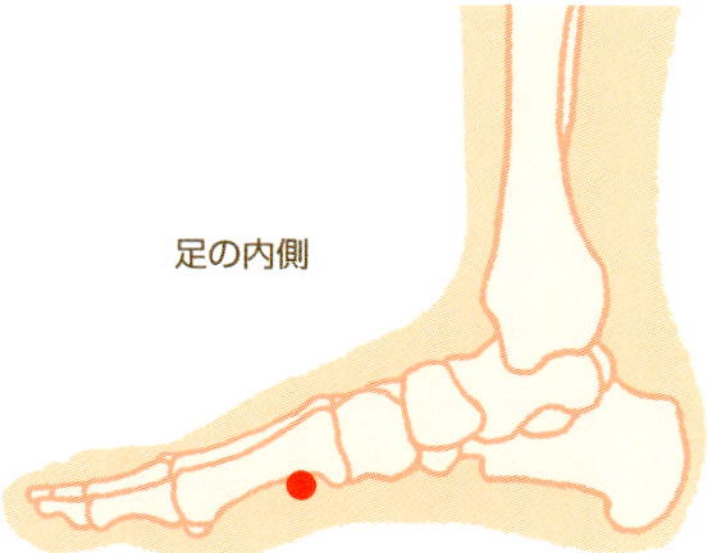

足の内側の中央で、土踏まずの1番高くなった部分。足の甲と足の裏の肌の色が変わる部分。

名前の由来は…

黄帝の姓に由来する。公孫が属する経絡である脾経は陰陽五行では中央に位置し四方を灌漑しており、古代中国に君臨していた黄帝に例えられた。

下痢を東洋医学的に考えると…

慢性的な下痢の方は、お腹が冷えていて、仰向けに寝るとべコッとへこんでいます。「肚を決める」「肚に力を入れる」など、この「肚」とは元気の関所関元を現し、関元がくぼんでいると、身体が冷えやすく、胃腸の働きも低下しやすくなります。こんな時は足のツボ公孫も同様にくぼむので、関元や公孫へのお灸がお薦め。公孫は胃腸病全般に効果があり、胃痛、食欲不振、慢性疲労などの症状がある場合も効果的です。

大横はお臍の横のツボで、便秘と下痢を繰り返す場合はここも刺激しましょう。

身体の冷えを改善するため、体内に滞った水分の代謝を促す復溜を刺激したり、レッグウォーマーで足首周りの大切なツボを温めてください。

CHAPTER 16

お腹が張る

ストレスによる自律神経の乱れが原因となっていることも

いつもよりお腹がポッコリしてる、お腹がつっぱるような痛みがある…、そんな時は腸内にガスが溜まっているのかもしれません。呼吸やおならによってバランスよく排出されているガスが、お肉中心の食生活やストレス、便秘によって、大量に発生し充満している状態です。中でも、最近増えているのがストレスによるもの。胃腸の働きをコントロールしているのは自律神経であり、自律神経はストレスで乱れやすいので、交感神経と副交感神経のバランスを整えることも大切です。

また、唾液を飲み込む時や食事の際に空気をいっしょに飲み込んでしまったり、早食いであまり噛まない、緊張や集中する時に無意識に奥歯をかみしめてしまうことなども原因となる場合もあります。

上巨虚

じょうこきょ

膝の外側にある出っぱった骨の下のくぼみから指８本分下で、下肢の２つの骨と骨の間の部分。

名前の由来は…

「上」は「上」、「巨」は「大きい」、「虚」は「くぼみ」の意味。下肢の2つの骨（脛骨と腓骨）の間にできる隙間の上部にあることから名付けられた。

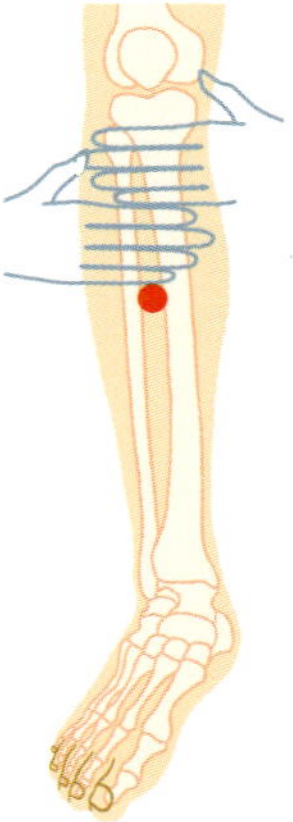

大敦

だいとん

足の親指の人差し指側の爪の生え際。

名前の由来は…

「敦」とは「大きい、分厚い」の意味。足の親指をそれに例えた。

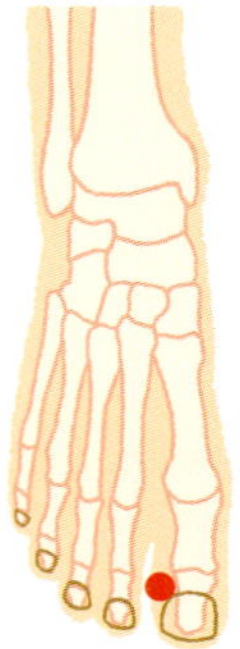

胃兪

いゆ

ウエストラインから指２つ分上の位置で、背骨の出っぱりから指２本分外側の部分。

名前の由来は…

胃の経気が巡る所で、胃の病に効くことから名付けられた。

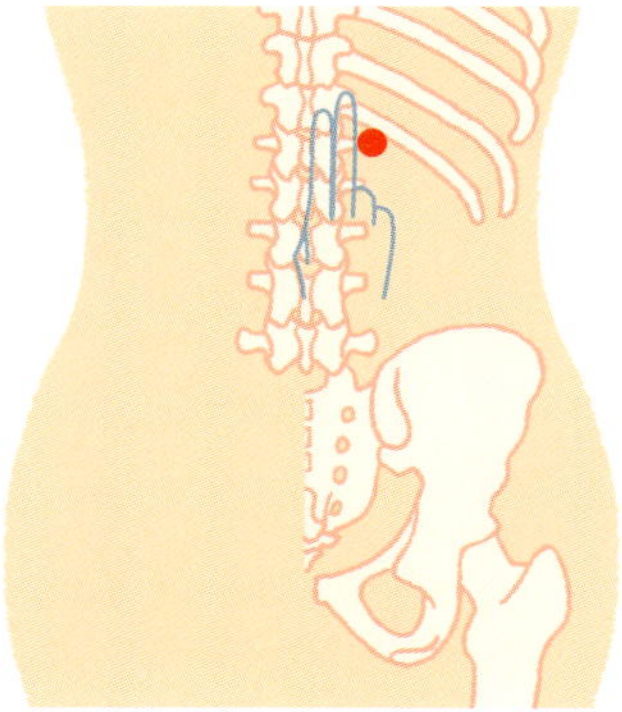

期門

きもん

乳首の真下で肋骨の下。

名前の由来は…

「期」は「一周する」の意味。肺経の中府というツボから始まる気血が十二経すべてを巡り、期門で終点となることから名付けられた。

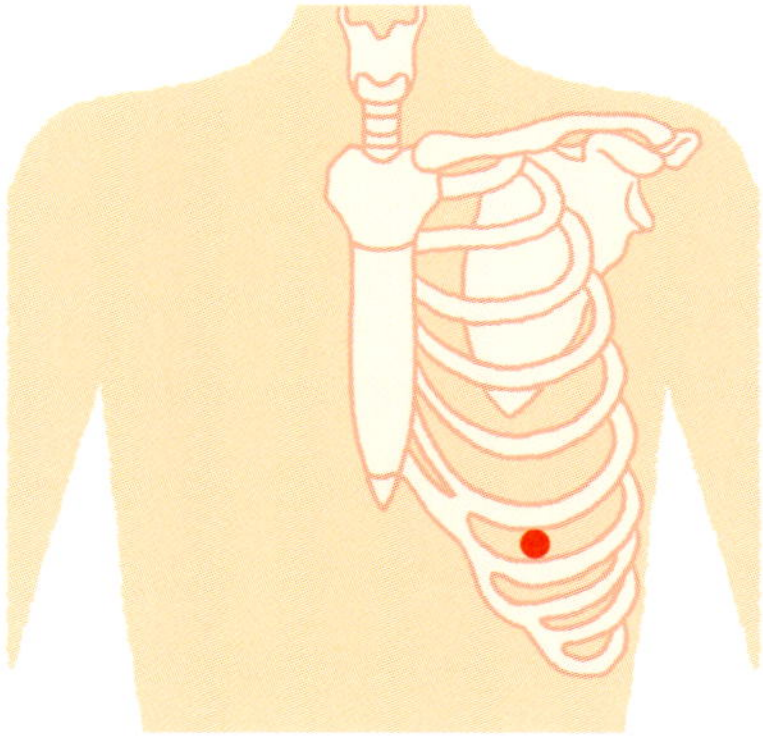

お腹が張るを東洋医学的に考えると…

東洋医学では、気が停滞した状態を「気滞」といい、ストレスによって気が滞ると、お腹が張ると考えます。肋骨の下が硬くなる、お腹が張ってガスが溜まる、足の前面の筋肉が硬くなる、背中に痛みを感じるなどの症状を伴います。

お腹の張りにはストレス軽減のツボ期門や上巨虚を刺激してください。お腹が張ると内臓の働きも低下し、不調は背中にも現れますので、背骨の両脇にある胃兪を、息を吐きながら左右同時に押しましょう。ストレスが関係する肝経の気の流れを整える効果があるので、大敦を少し強めに刺激するのも有効です。

お腹の張りは気が滞ることで起こるので、身体を動かしてストレスを発散し、気の流れをスムーズにすると張りが軽くなります。

CHAPTER 17

食欲不振

食欲不振は、体が胃腸を休ませたがっているサイン

　時間が経ってもお腹が空かない、食べ物を見てもおいしそうだと思えないなど、なんとなく食欲がないという経験、ありませんか？　通常、空腹感は脳にある「食欲中枢」という部分がコントロールしていますが、ここが何らかの原因でうまく働かなくなり、脳に「お腹が空いた」という情報が伝わらなくなるのが食欲不振。ストレスや疲れなどの精神的な影響でも食欲中枢はバランスを崩してしまうので、大きなショックのあとに食欲がなくなるのはこのためです。

　食欲中枢は内臓の不調や発熱などの影響を受けるので、胃腸の消化機能が弱まっていると空腹を感じにくくなります。食欲がない状態は、胃腸に負荷をかけないために、身体を休ませたがっているサインとも言えますので、無理に食べようとせず、腹八分目を心掛けてください。

足三里《あしさんり》

膝の外側にある出っぱった骨の下のくぼみから指４本分下の部分。

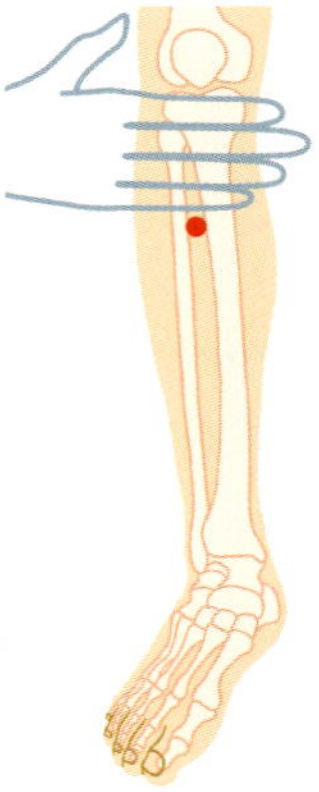

名前の由来は…

「3」という数字は中国文化において重要で「総て」を、「里」は「理、整理する」の意味。身体全体（三）を整える（里）膝から３里の所にあるツボということに由来。

脾兪《ひゆ》

左右の肩甲骨の最下部を結んだ高さの背骨の出っぱりから下に数えて４つ目と５つ目（第 11・12 胸椎）の間から指２本分外側。

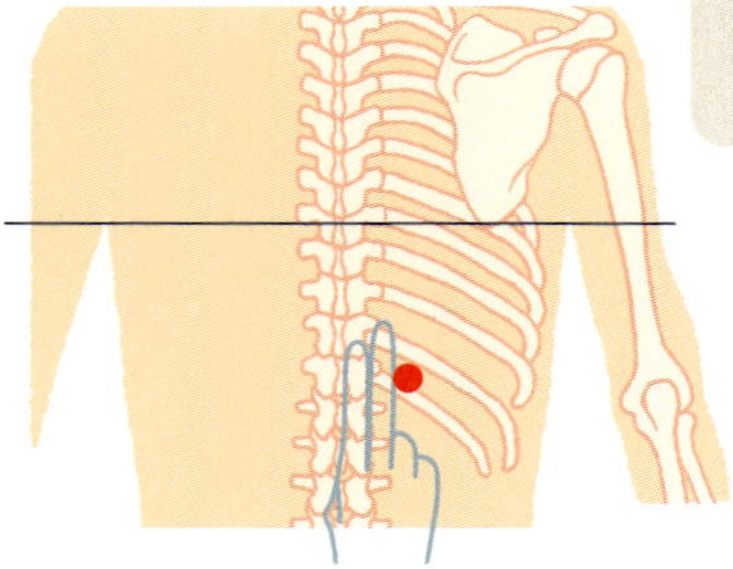

名前の由来は…

脾の経気が巡る所で、脾の病に効くことから名付けられた。

中脘

ちゅうかん

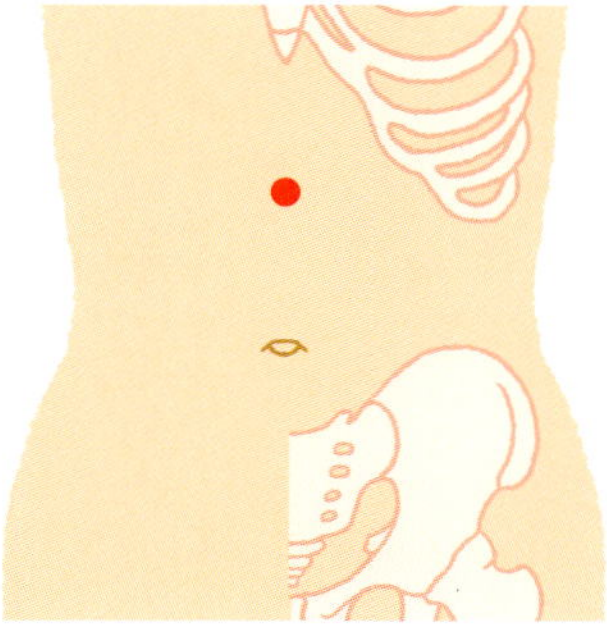

みぞおちとおへその中間部分。

名前の由来は…

中脘は胃の中央部にあり、古代人は「胃」を「脘」といったことから、名付けられた。

太白

たいはく

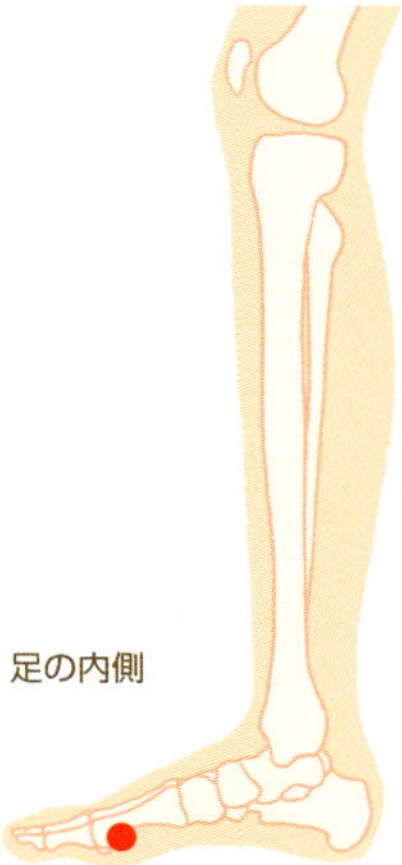

足の親指の側面を指に向かってたどるとぶつかる、骨の出っぱりのすぐ下のくぼみ。

名前の由来は…

「太」は「重要」、「白」は「盃、太陰」の意味。太白が盃状にくぼんだ所にある重要なツボということから命名。

食欲不振を東洋医学的に考えると…

胃腸虚弱体質で食欲が不振の場合は、太白や足三里を。消化力がＵＰし、食欲が出やすくなります。足三里は長寿のツボとも言われ、松尾芭蕉の『奥の細道』にも「三里の灸をしながら旅を続けた」という記述があるのは有名です。太白は食欲不振だけでなく、便秘、下痢などの症状にもお薦めです。また、空腹時に中脘や脾兪を刺激することでも胃腸の働きが高まります。

黄色い食べ物は胃腸の働きをサポートしてくれるものが多いので、根菜類、玄米や高麗人参、なつめなどは積極的に摂りましょう。

消化は内臓がフル稼働するため、疲れている時に食べ過ぎると、余計に疲れてしまいます。

一時的な食欲不振は身体の自然治癒力によるものなので、水分をしっかり摂って、身体を休めましょう。

CHAPTER 18

風邪

風池

ふうち

髪の生え際で、
首筋の外側のくぼみ。

名前の由来は…

「池」は「へこみ」を表し、そこから風邪《ふうじゃ》が入ってくるということから名付けられた。

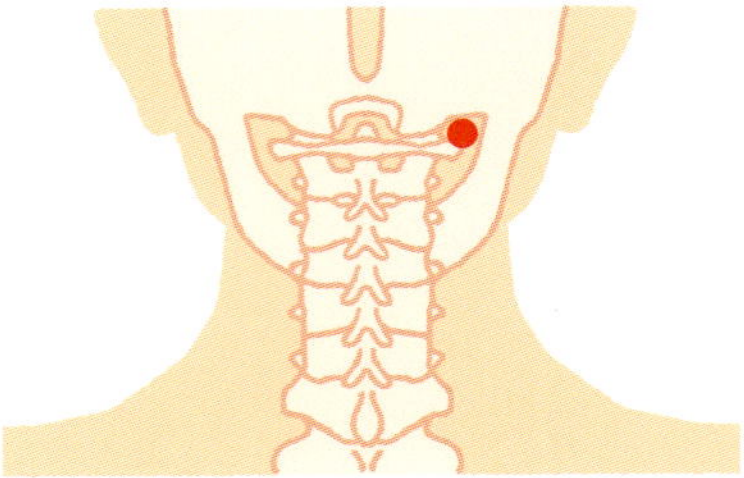

大椎

だいつい

首を前に曲げると、首の付け根に出る骨の出っぱりの真下のくぼみ。

名前の由来は…

「大」は「大きい、大切」を、「椎」は「椎骨」を意味し、大きな重要な椎骨の所にあるツボということから名付けられた。

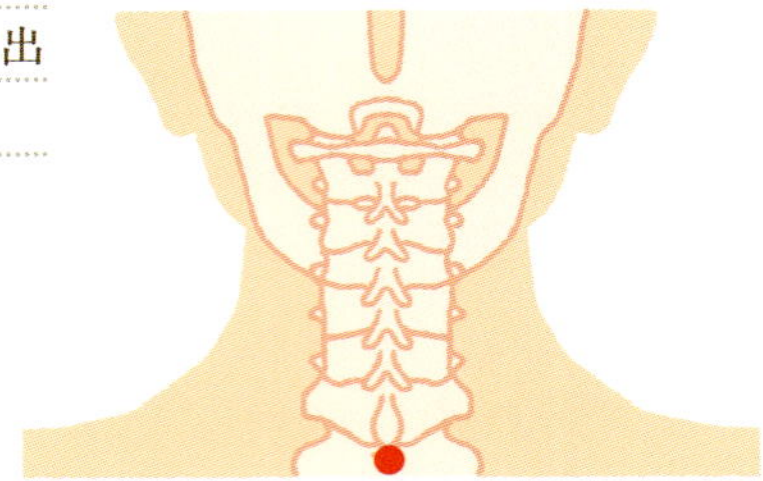

身体を温めて体力温存

いわゆる「風邪」という名前の病気は存在せず、鼻やのどの炎症によって起こる様々な症状のことを私たちは「風邪」と呼んでいます。くしゃみ、鼻水、鼻づまり、頭痛、発熱、のどの痛み、咳などが主な症状ですが、これらはウイルスを身体から追い出そうとする自然な防御反応によるもの。つまり市販薬は風邪を根本的に治すものではなく、諸症状を緩和させるためのものなので、むやみに服用せず、辛いと感じる症状に合わせて選ぶことが大切です。

風邪の原因の9割はウイルスで、その種類は100以上と言われています。多くのウイルスは低温で乾燥した空気を好むので、冬場に風邪を引きやすいのはこのため。風邪を治すためには身体を温めて体力を消耗しないことが一番。栄養と睡眠をしっかりとれば数日で治る場合がほとんどです。

孔最

こうさい

手の平を上に向けて、肘のシワから手の親指の方向に指４本分下がった部分。

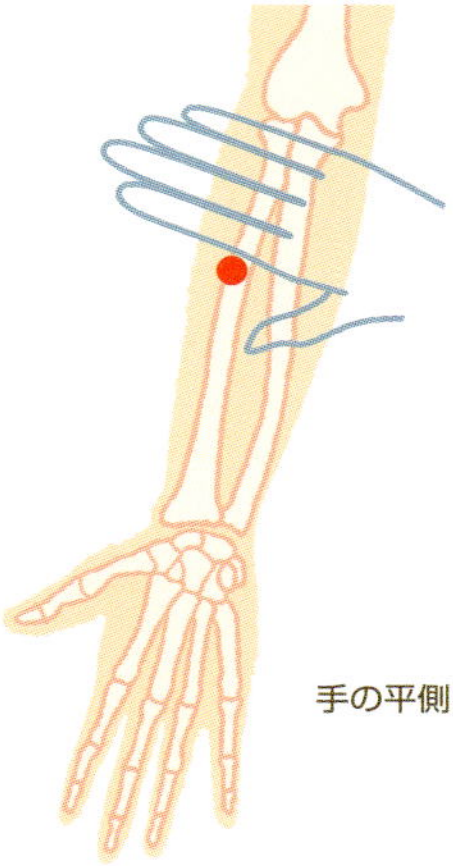

名前の由来は…

「孔」は「穴」を、「最」は「もっともよい」を意味し、肺の病（呼吸器）に効くことから名付けられた。

関元

かんげん

おへその中央から指４本分下の部分。

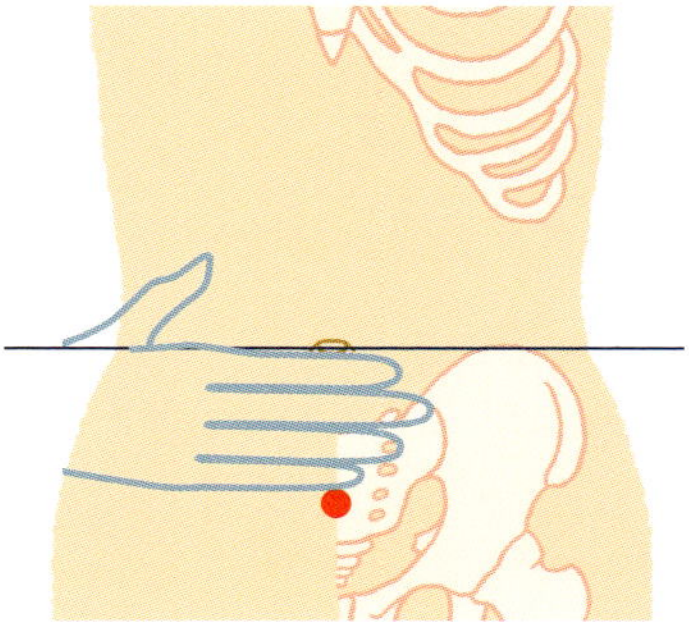

名前の由来は…

「関」は「関所」、「元」は「元気」を意味する。つまり、身体が元気になるための力が集まる重要なツボということから名付けられた。

風邪を東洋医学的に考えると…

東洋医学では、風邪は身体の自浄作用だと考えます。身体に蓄積していた疲労やコリなどの不調を改善するために身体が自ら発熱して、正常に戻そうとするので、生命力の高い子供は高熱が出やすく、体温が35℃台の免疫力の低い人ほど微熱が続きやすくなります。

風邪を引いた後、いつまでも症状が長引くのは、身体の自浄作用が発揮しきれていないから。風邪をうまく利用すると、体中の細胞が活性化されて、風邪を引く前より健康になるといわれています。

身体がだるい、寒気がするなどの初期の段階に、風邪はここから入るといわれる大椎や風池、身体が疲労するとツボがくぼむ元気の関所関元を温めると、風邪が悪化するのを予防できます。

のどの痛みや咳には孔最がお薦めです。

CHAPTER 19

のどの痛み

魚際

ぎょさい

親指のつけ根のふくらみの中央にあるツボ。

名前の由来は…

「魚」は「母指球」を示し、魚腹に似た母指球の際にあることから名付けられた。

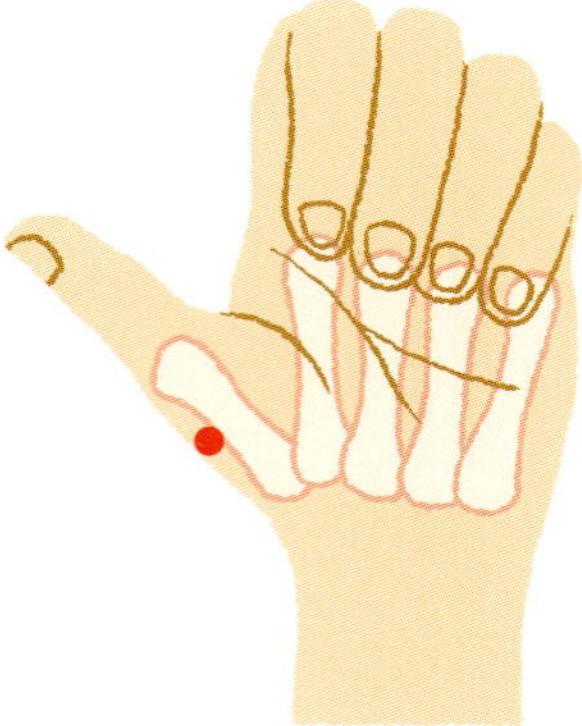

風池

ふうち

髪の生え際で、首筋の外側のくぼみ。

名前の由来は…

「池」は「へこみ」を表し、そこから風邪《ふうじゃ》が入ってくるということから名付けられた。

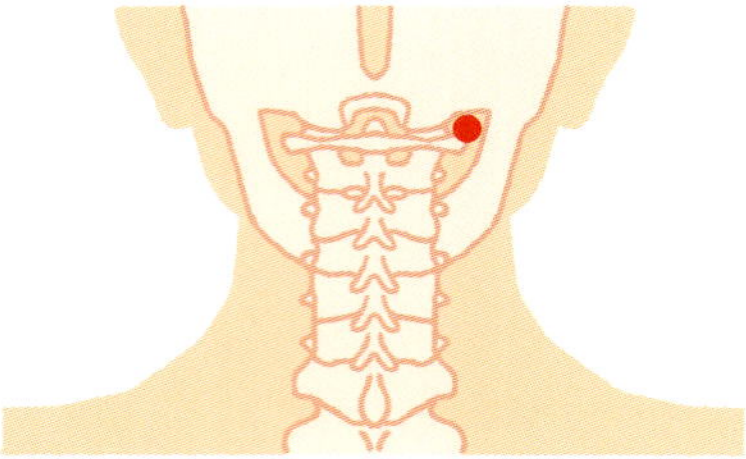

のどの痛みは風邪による炎症の他に、ストレスが原因することも

のどは環境の影響を受けやすい器官。そのため、ちょっとした乾燥やタバコの煙などでも痛みを感じる方もいて、不調の原因は様々です。

　物を飲み込む時や声を出す時の痛みが継続する場合、ほとんどは風邪の炎症によるものですが、ピリピリした痛みはなく、飲み込みにくい、常にのどに何か引っかかったような違和感がある場合は、ストレスによるものかもしれません。これは「梅核気《ばいかくき》」といって女性に多く見られる症状で、はっきりとした原因はわかっていませんが、ストレスをためている、代謝が悪い、むくみやすい人に起こりやすいと言われています。

　緊張を緩め、規則正しい生活や気分転換を図ることで治まることが多いようです。

天突

てんとつ

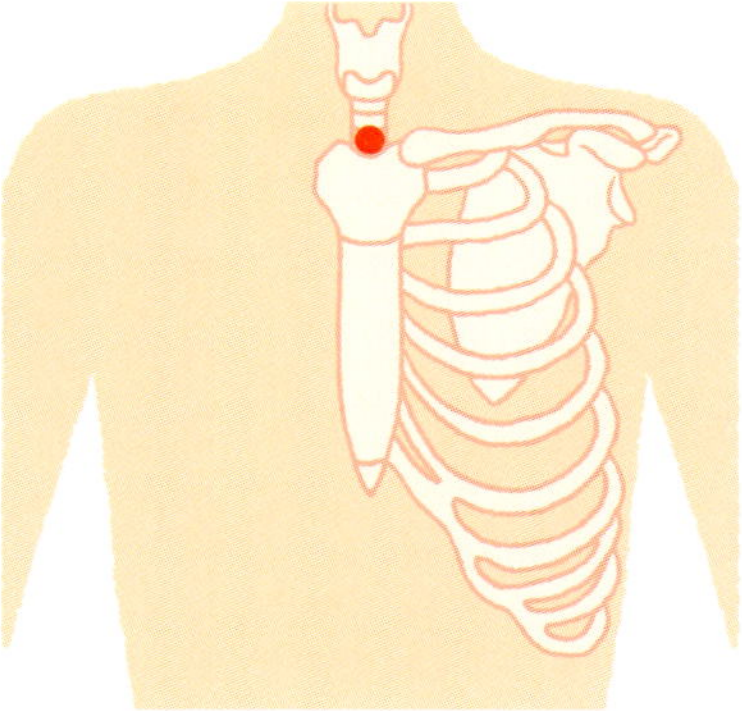

首の付け根、左右の鎖骨に挟まれたくぼみ。

名前の由来は…

「天」は「上部」、「突」は「煙突、食道、気道」の意味。煙突（食道、気道）の上部ということから名付けられた。

商陽

しょうよう

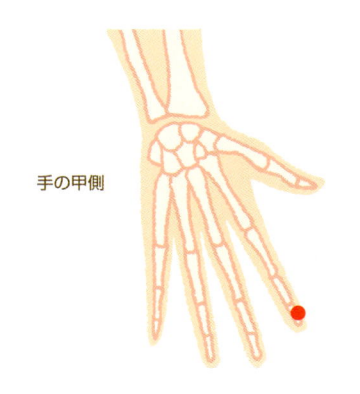

人差し指の親指側の爪の付け根。

名前の由来は…

「商」は陰陽五行説の五音の1つで、「陽」は手の甲側にある陽経であることを指す。

のどの痛みを東洋医学的に考えると…

のどの痛み＝風邪というイメージが強いですが、のどは「肝」の経絡が通っており、ストレスによって自律神経が乱れることでも、痛みが生じます。のどがイガイガする、異物感や食べ物が飲み込みにくいなどの症状はツボ療法で効果が出やすいです。

のどの異物感や扁桃炎でのどが腫れている時には天突を胸骨の方向に刺激してください。天突はしゃっくりが止まらない時にもお薦めです。のどに炎症が起こっている場合、指先の商陽付近が赤くなっていることが多いので、商陽をマッサージしたり、爪楊枝で軽く刺激すると、のどが潤って痛みが軽減します。魚際は押すと痛みを感じるくらい、やや強めにマッサージしてください。また、首のコリが緩和すると、のどの痛みも楽になるため、風池をホットタオルで温めたり、押圧するなどして首の血流を促しましょう。

CHAPTER 20

頭痛

検査をしても異常が見つからない「緊張型頭痛」は、心と身体の両方を緩めてあげる

肩コリや胃腸の疲れ、冷えやストレス、目の疲れなど、頭痛の原因は様々です。目がチカチカして脈打つように痛む片頭痛、激しい痛みが発作的に起こる群発頭痛、身体の緊張感が強くて頭を締め付けられ、首・肩にも重さを感じる緊張型頭痛などがあります。多くは生活習慣やストレスなどから起こる頭痛ですが、まれに脳に疾患がある場合もあるので、今までにない激しい痛み、発熱、手足のしびれなどを伴う場合は病院に行くことをお薦めします。検査をしても異常が見つからない頭痛の多くが緊張型頭痛で、ストレスや首・肩のコリ、眼精疲労などによって血流が悪くなり、頭蓋骨を包む筋肉が収縮することで痛みが起こります。頭痛は、生活習慣の見直しが必要という身体からのサイン。身体と心、両方の緊張を緩めることが予防につながります。

足通谷

あしつうこく

足の小指の付け根の外側のくぼみ。

名前の由来は…

「通」は「流通」を、「谷」は「山にはさまれた陥凹」の意味で、陰の気を象徴している。このツボは、少しの水が通り過ぎる所ということから命名。

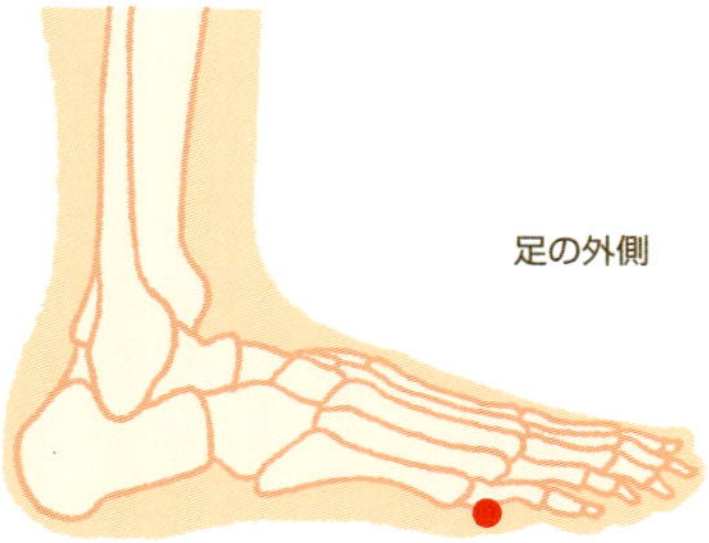

陽陵泉

ようりょうせん

膝の外側の骨の出っぱりから親指１本くらい下のくぼみの部分。

名前の由来は…

「陽」は「外側」、「陵」は隆起である「腓骨頭」を指し、「泉」はその前下方の陥凹部を指す。

膝の外側

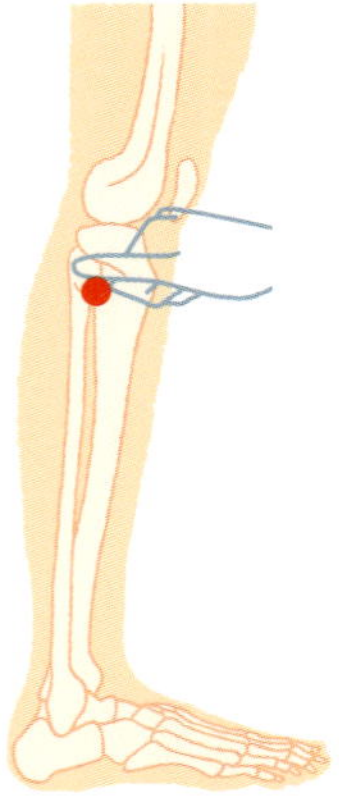

合谷

ごうこく

手の甲を上にし、親指と人差し指の骨が交差した部位から、人差し指へ向かって押していき、痛みを感じるへこみ。

名前の由来は…

「合」は「親指と人差し指が出合う位置」という意味で、「谷」は筋肉の間で指を開いた時に谷のように見えることから名付けられた。

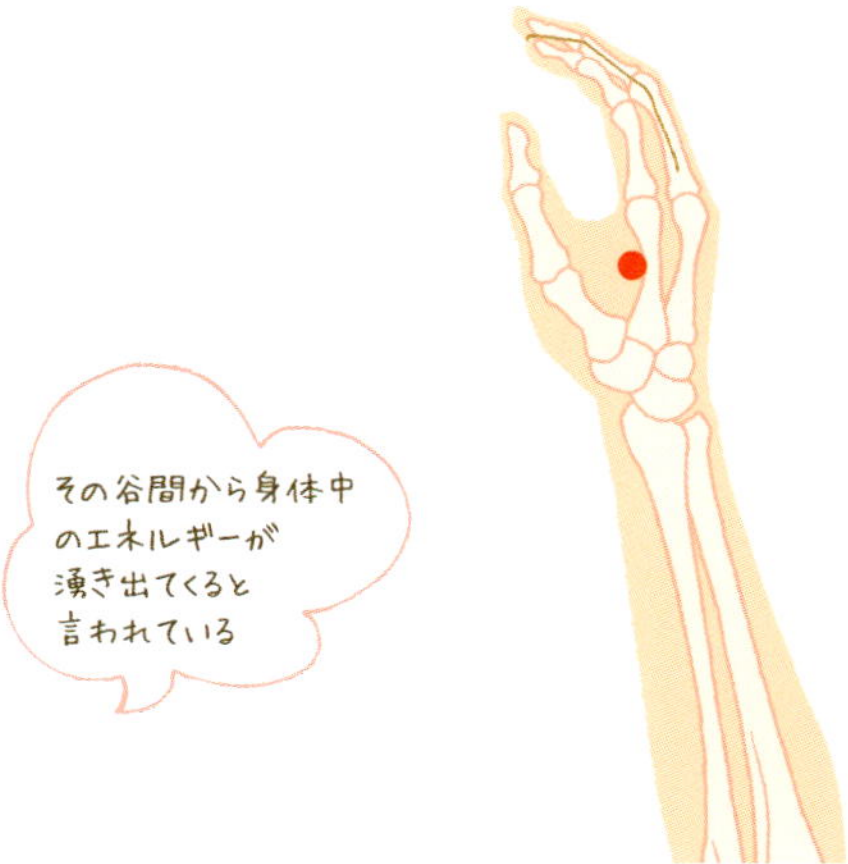
その谷間から身体中のエネルギーが湧き出てくると言われている

翳風

えいふう

耳たぶの後ろにある、口を開けるとちょうどくぼむ部分。

名前の由来は…

「翳」は「羽でできた扇子」の意味。「羽扇子」は耳に形が似ているので「耳」に例えられ、このツボは風邪の侵入を防ぐとともに耳の疾患を治すツボということで名付けられた。

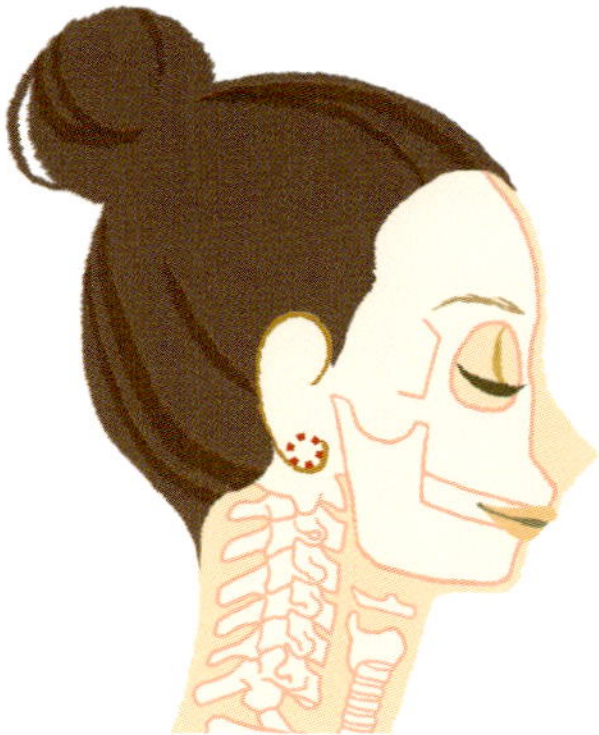

頭痛を東洋医学的に考えると…

東洋医学における頭痛の治療は、痛みを抑えるだけでなく、痛みの原因となっている根本の改善を目的とします。

急性の頭痛の場合は、冷えなど風邪が原因の場合が多いので、首を温め、血行を促進しましょう。上半身のトラブルに効果的な合谷、首のコリを緩和する翳風を少し強めに押すと頭痛を和らげてくれます。

慢性的な頭痛が起こりやすい方はストレスも強く、首・肩はガチガチにこっていて、お腹や腰、足が冷えている場合が多いので、腹巻などで日頃からお腹や下半身を温かく保つことで全身の気血水のバランスを整えておくことが大切です。首と関連している足のツボ足通谷、陽陵泉を刺激することで首の筋肉の緊張が緩み、痛みが緩和しやすくなります。

CHAPTER 21

咳

肺兪

はいゆ

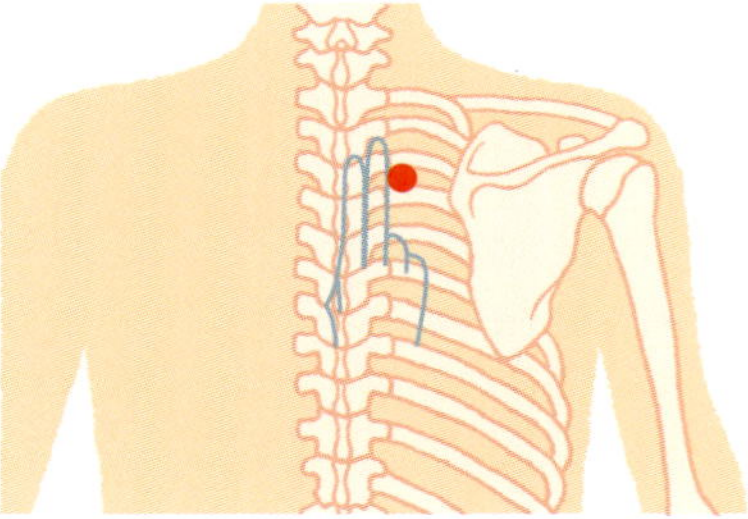

首を前に曲げると出る背骨の出っぱりから下に数えて3つ目と4つ目（第3・4胸椎）の間から左右に指2本分外側。

名前の由来は…

肺の気が巡る所で、肺の病に効くことから名付けられた。

巨闕

こけつ

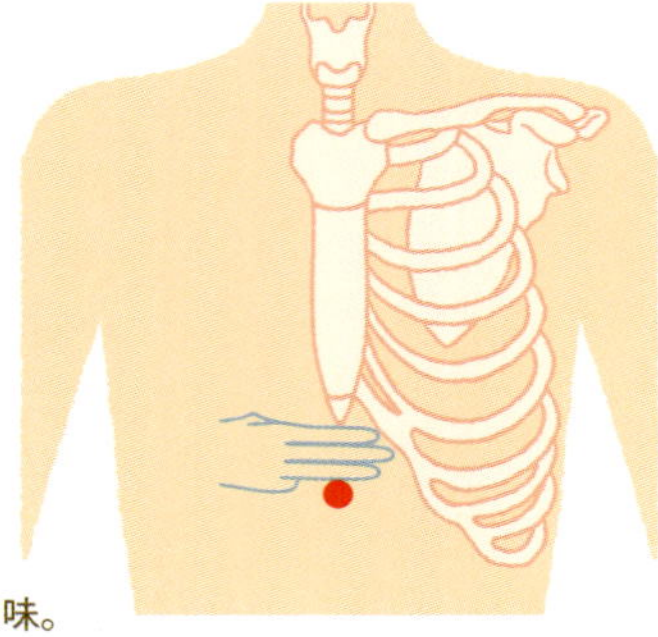

おへそとみぞおちの直線上で、みぞおちにある尖った骨（剣状突起）の指3本分下の部分。

名前の由来は…

「巨」は「心の臓」、「闕」は「宮中」の意味。宮中のように尊い場所で、心の状態を察し、循環器系の疾患を主《つかさど》る重要なツボということから命名。

ストレス性の咳や気管支炎、急激な気温の変化など、咳の原因は様々

咳は風邪の症状として現れることが多いですが、他に不調はないのに何日も咳が長引く、原因不明の咳が長期間出るなどの場合は、風邪ウイルス以外に原因があると考えられます。

一つはストレス。ストレスは身体に様々な悪影響をもたらしますが、それが咳として現れることがあります。日中や仕事中に激しく出て、夜や就寝中には出ないことが多く、痰や鼻水が出ない乾いた咳が特徴です。他にも、タバコの煙を吸ったりハウスダストや花粉などの異物がのどに入ると、それを追い出そうとして咳込んで、気管支が炎症を起こすこともあります。

急激な気温の変化も気管支が過敏になり、季節の変わり目や一日の温度差が激しい時期も、咳が出やすくなります。

解谿

かいけい

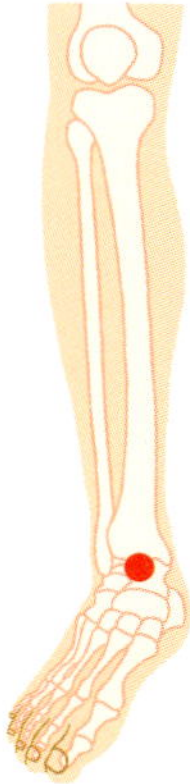

足首の前面のシワの中央。この足首前面の中央には太い腱が2本通っており、この腱のくぼみの部分。

名前の由来は…

「解」は「分かれる」、「谿」は「谷」の意味。胃経の下腿と足の分かれる部分に位置する谷のようにくぼんだ所ということから名付けられた。

天突

てんとつ

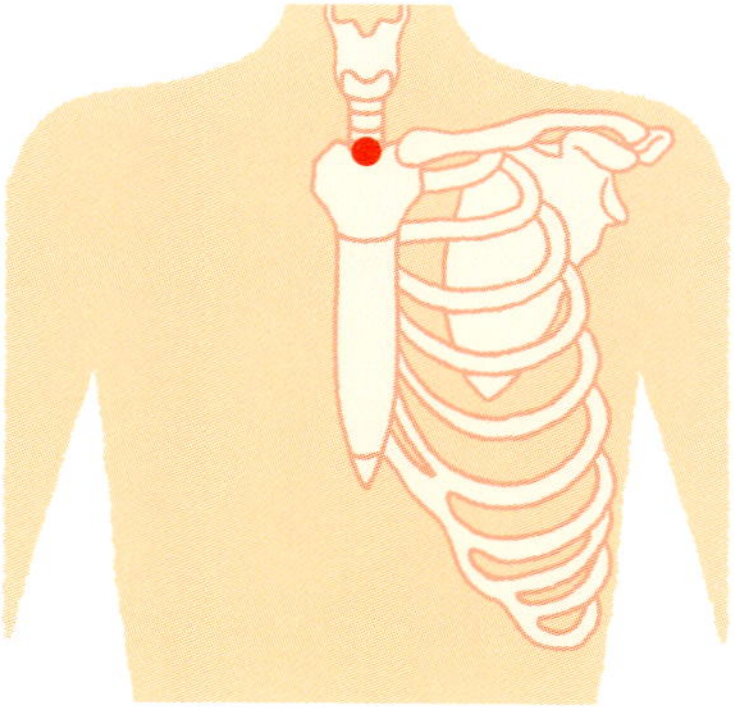

首の付け根、左右の鎖骨に挟まれたくぼみ。

名前の由来は…

「天」は「上部」、「突」は「煙突、食道、気道」の意味。煙突（食道、気道）の上部ということから名付けられた。

咳を東洋医学的に考えると…

咳が出ている場合は、首や胸の筋肉が硬くなってやや熱感があり、お腹や足が冷えていることが多いので、お腹や足を温めて咳の症状を緩和させます。

また、首や胸の筋肉の緊張を緩めるために巨闕や天突、呼吸器系に効果的な肺兪がお薦めです。右手を左肩に乗せ、肩甲骨の内側に触れると、右手の中指の先端辺りにちょうど肺兪があります。3分程左右を揉むと効果的です。

喘息のような咳が出る場合は食べ過ぎの可能性も。お肉や脂っこい食事が多くなかったか、食生活を見直すことも咳の改善につながります。胃の働きを高めるツボ解谿を押して、消化を促し、乱れた食生活で疲れた胃腸を休ませましょう。

CHAPTER 22

めまい

めまいは更年期障害やストレスによっても起こります

めまいには大きく分けて3つのタイプがあり、原因も異なります。1つはぐるぐると周囲が回っているように感じるめまいで、ひどい時は吐き気を伴うことも。耳の中には身体のバランスを保つ器官があり、そこに問題があるとめまいが起こります。次は地面が揺れているように感じて身体がふわつくタイプで、この場合は脳の平衡感覚をコントロールする部分に不調をきたしていることが多く、ストレスや自律神経の乱れが関係しています。3つめは立ち上がる時にクラッとしたり、目の前が暗くなるタイプ。原因としては血圧の変動が考えられ、高血圧や不整脈、貧血などの持病がある方に起こりやすいようです。

また、めまいは更年期障害によるストレスや自律神経の乱れも影響するので、四十代以降の女性に増加する傾向にあります。

養老

ようろう

手の甲側で、手首の小指側にある骨の出っぱりの下のくぼみの部分。

名前の由来は…

記憶力減退を防ぎ、アンチエイジング、健康増進作用があることで老人の養生のツボということから名付けられた。

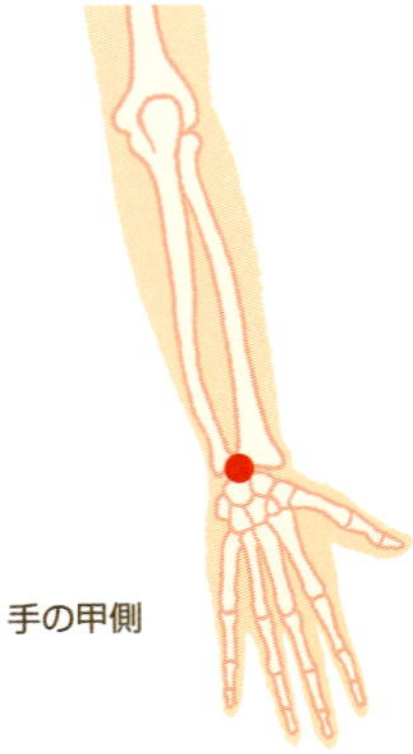

中渚

ちゅうしょ

手の甲側の薬指と小指の間を指でたどって止まった部分。

名前の由来は…

「中」は「なか」、「渚」は「小島や中州」の意味で、中渚が属する三焦経は大きな川に似ており、その中の渚（中州）にあるということで命名。

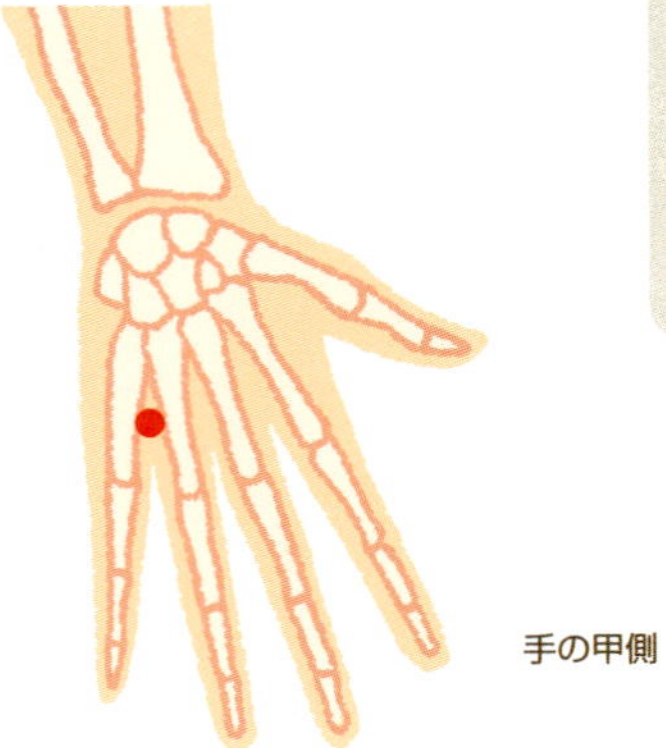

絲竹空《しちくくう》

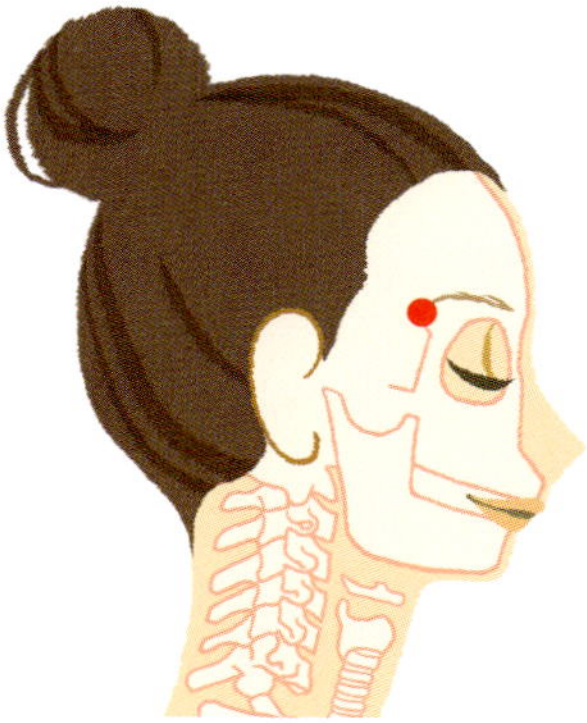

眉毛の外端の凹んだ部分。

名前の由来は…

「絲竹」とは眉毛を細い竹に例えており、「空」は「すきま」、つまりツボのことをあらわしている。

太谿《たいけい》

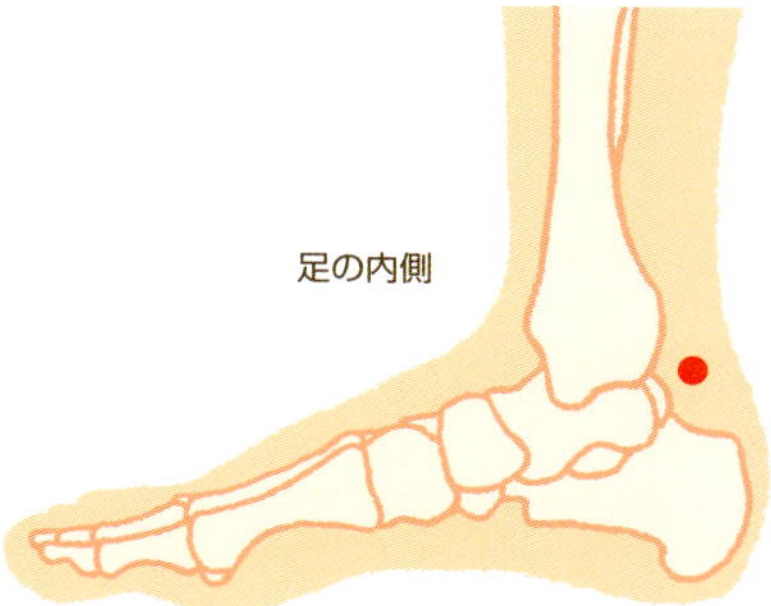

内くるぶしの出っぱりとアキレス腱の中央の陥凹部分。

名前の由来は…

「太」は「大きい、盛ん、重要」、「谿」は「渓谷、くぼみ」を意味し、生命エネルギーが渓流となって注ぐ重要なツボということから名付けられた。

めまいを東洋医学的に考えると…

肉体的・精神的な疲労による「気虚」は、気が不足して疲れやすく、めまいが起こりやすくなります。気虚の場合は、食べ物からのエネルギー摂取がうまくできていない状態なので、腹八分目を心掛け、消化吸収のよいものを摂り、甘いものは控えめに。

また、東洋医学では「病上にあればこれを下に取る」という考え方があり、頭痛やめまいなどの頭部の症状に対して、腕や足のツボを刺激することで、身体の上下のバランスを整えます。

めまいの症状がひどい時は、首のコリが悪化していることが多いので、めまいのツボ絲竹空、首と関係する養老や中渚を押します。身体の上部に「気」が集まりすぎることでもめまいが起こりやすくなるので、足の方に気を巡らせるため、太谿も同時に刺激してください。

CHAPTER 23

貧血

貧血とは、体内に酸素を運ぶ成分である鉄が減少すること

貧血は急激に症状が出るものではなく、徐々に身体に不調をきたすため、本人でも気付きにくい疾患です。疲れやすい、身体がだるい、めまい、動悸や息切れ、顔色が悪い、頭痛、爪が割れたり反り返るなどがあります。

一般的に貧血といわれるのは、血液中の鉄分が不足して起こる鉄欠乏性貧血です。鉄が足りなくなると「ヘモグロビン」という体内に酸素を運ぶ成分が減少し、様々な障害が起こります。

鉄不足は偏った食生活や、妊娠、胃腸の不調や肝臓の機能低下なども原因として考えられるので、症状が改善されない場合は医療機関で検査したほうが安心です。

サプリメントや鉄分を多く含む食材を積極的に摂取すると改善しやすいので、まずは食生活を見直しましょう。

血海

けっかい

膝のお皿の内側の上端にあるくぼみから指３本分上の筋肉の盛り上がりの頂点。

名前の由来は…

「海」は「戻って来て集まる所」の意味。脾経のこのツボは血を脾経の大海に戻す作用があり、血の滞りを治すツボとして有名。

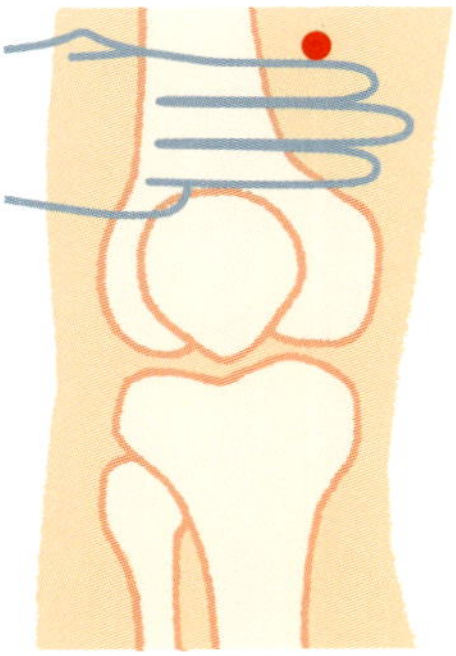

膝の前側

膈兪

かくゆ

左右の肩甲骨の最下部を結んだ高さの背骨から指2本分外側。

名前の由来は…

「膈」は横隔膜のことで「隔たる」を意味し、ここで胸部と腹部の臓器が分けられる部分ということから名付けられた。

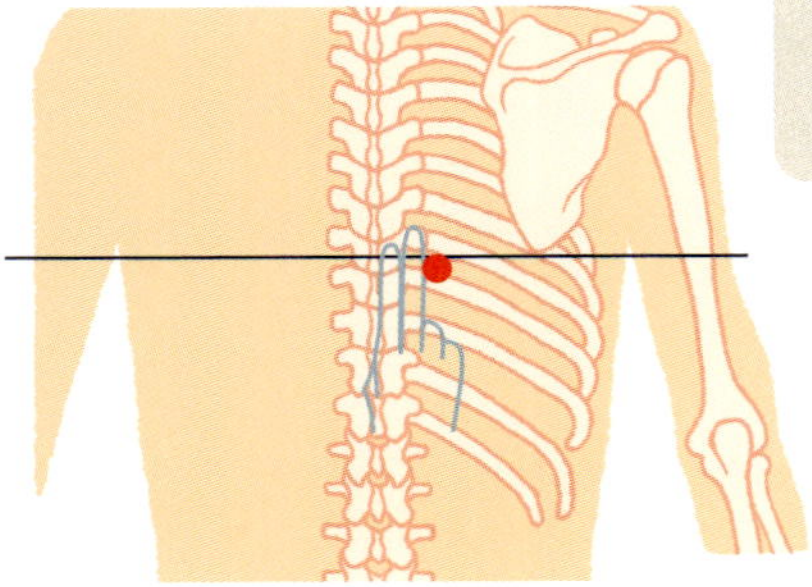

肝兪《かんゆ》

左右の肩甲骨の最下部を結んだ高さの背骨の出っぱりから下に数えて２つ目と３つ目（第9・10胸椎）の間から指２本分外側。

名前の由来は…

肝臓を「一国の将軍の官」に例え、このツボが外敵を防ぎ、国の秩序を維持する役目を担うツボであるとして、肝の病に使った。

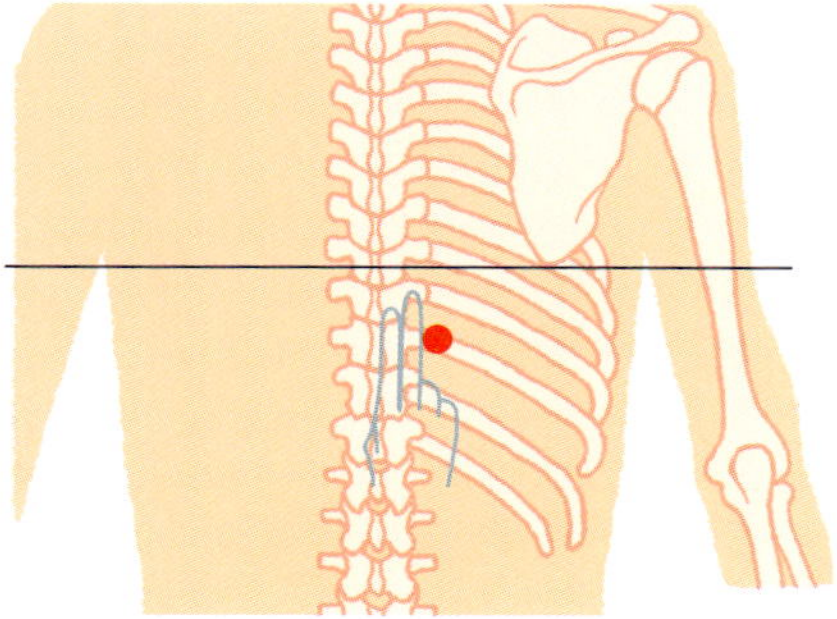

三陰交《さんいんこう》

内くるぶしの出っぱりから指４本分上の骨の際で、押して痛みを感じる部分。

名前の由来は…

脾経と肝経と腎経という３つの陰の経絡（気の通り道）が交わる所にあるため、１つで３つの経絡を疎通する効果がある。

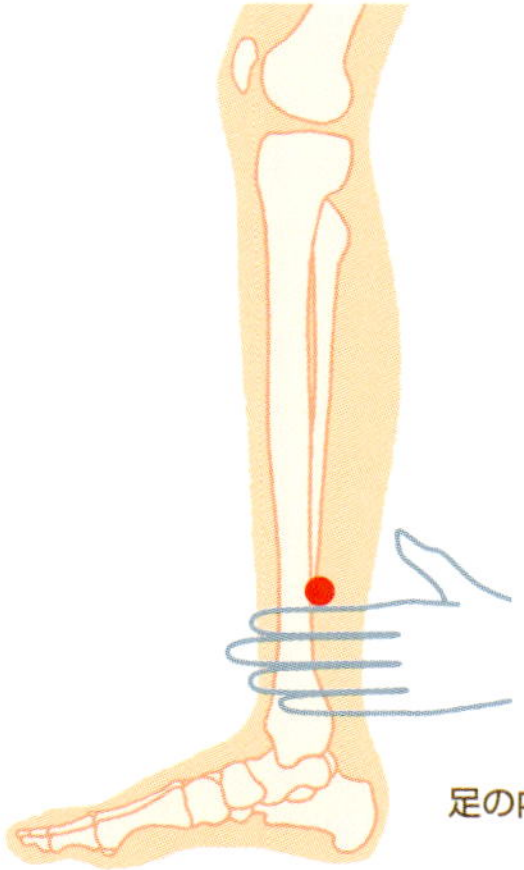

足の内側

貧血を東洋医学的に考えると…

東洋医学では血液の量が少なくなった状態を「血虚《けっきょ》」、巡らせる機能が低下した状態を「瘀血《おけつ》」といいます。

血虚の改善には、血を造り出す機能を高める必要があるので、まずは食生活の見直しを。カフェイン入りの飲み物は栄養吸収を妨げてしまうため、食後のカフェインは控えめに。鉄分の吸収を助けるビタミンCを含むひじきやレンコン、プルーンなどは積極的に摂りましょう。ツボは肝兪がお薦めです。

瘀血はドロドロした古い血液が滞った状態なので、冷えを予防し、腸の栄養吸収を妨げないためにも便秘を改善しましょう。血海や三陰交で血の道を整え、腸兪で胃腸の働きを高めて瘀血改善を。

CHAPTER 24

トイレが近い

何回もトイレに行かなければならないのは、1回の尿の量が少ないから

短時間に何回もトイレに行きたくなったり、深夜に何度も尿意で目が覚めてしまうなど、頻尿は日常生活に支障をきたします。

医学的には1日に10回程度なら心配する必要はなく、回数よりも1回の尿量が問題だといわれています。何回もトイレに行きたくなるのに少量しか出ないのがいわゆる頻尿で、残尿感があったり、我慢できないなど、不快感を伴います。

もともと女性は男性よりも尿道を閉める筋力が弱いため、加齢による筋力低下で頻尿になることが多いようですが、下半身の冷えも原因の一つ。冷え性の方は汗をかく量が少なく、余分な水分が尿となってたまりやすくなるので、トイレの回数が増えたり、冷えによって膀胱が過剰に収縮して刺激されると頻繁に尿意を感じることもあるようです。

陽池
ようち

手の甲側の手首を反るとできるシワの真ん中、1番へこんでいる部分。

名前の由来は…

「陽」は「背面、陽の経絡」を意味し、「池」は「くぼみ」の意味。つまりこのツボは手の背面を走行する陽の経絡で、手関節の中央のくぼみにあるツボということから名付けられた。

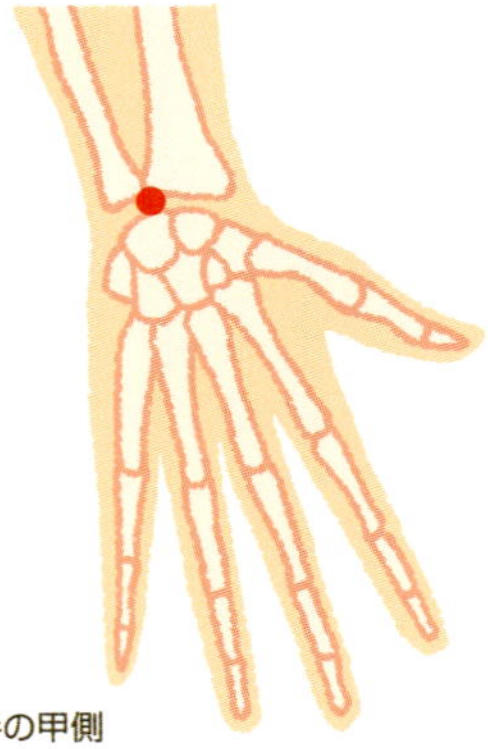

手の甲側

浮郄
ふげき

膝の裏側のシワの外側の際から親指1本分上側。

名前の由来は…

「浮」は「上下に漂っている状態」を、「郄」は「凹み」を意味する。ツボの位置が膝関節の上部で腱に挟まれた広い陥凹みにあることから名付けられた。

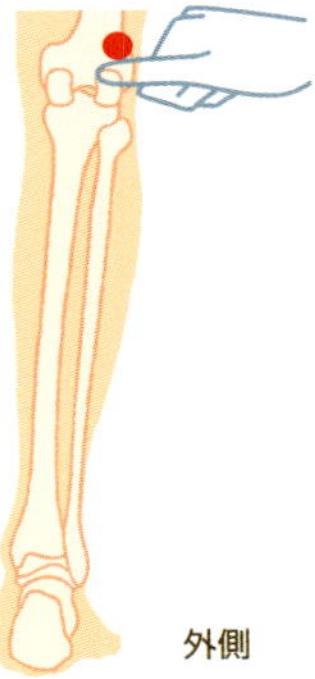

内側　外側

腎兪《じんゆ》

おへその裏で背骨の出っぱりから指2本分外側。

名前の由来は…

腎の経気が巡る所で、腎の病に効くことから名付けられた。

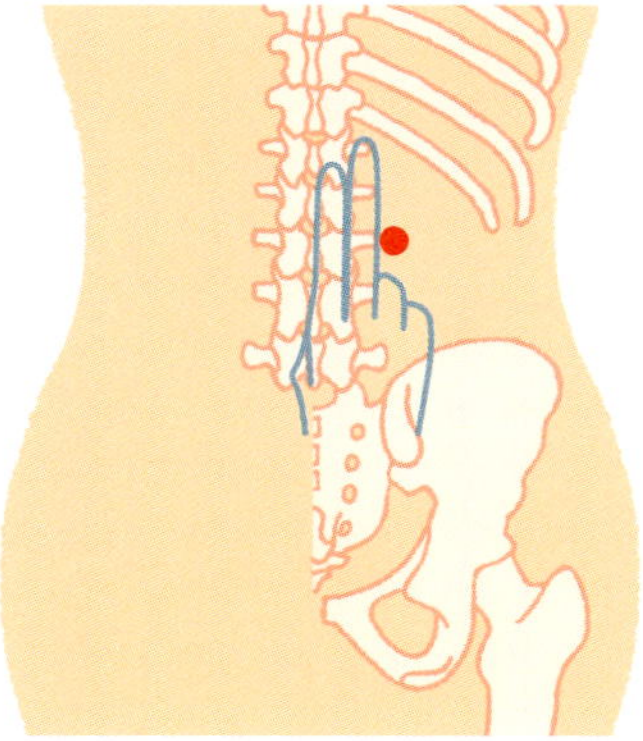

太谿《たいけい》

内くるぶしの出っぱりとアキレス腱の中央の陥凹部分。

名前の由来は…

「太」は「大きい、盛ん、重要」、「谿」は「渓谷、くぼみ」を意味し、生命エネルギーが渓流となって注ぐ重要なツボということから名付けられた。

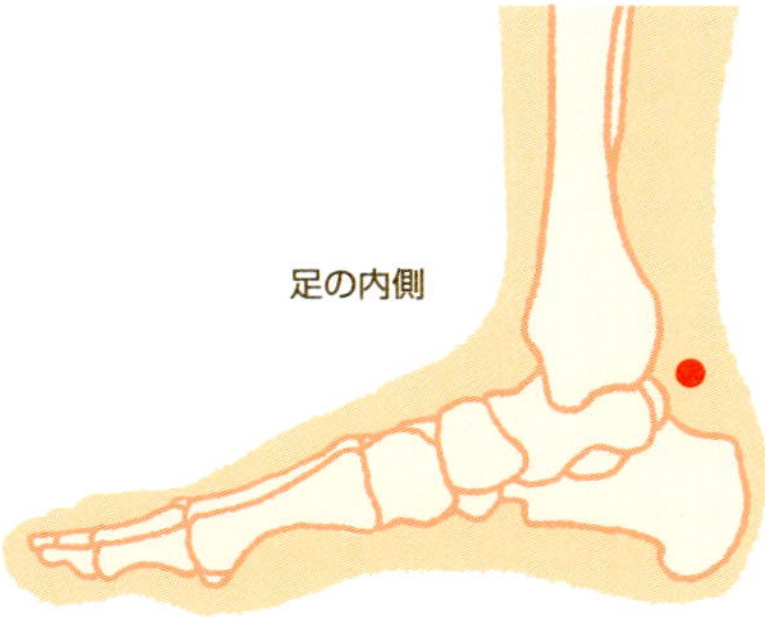

頻尿を東洋医学的に考えると…

頻尿は「腎」の不足によって起こると考えられています。「腎」は骨、歯、髪、生殖機能、ホルモン系、カルシウム代謝、免疫機能に影響が現れ、身体に潤いと若さをもたらします。体内の余分な水分排出にも関わり、冷えて、手や足先まで血液が循環できないと、尿量の調整がうまくできず、頻尿や膀胱炎になります。

腎機能の低下は、加齢と疲労が関係します。疲れると身体の保温機能が低下するため、疲労回復と冷えを改善することが大切です。腎機能を高める太谿や腎兪、膀胱炎や便通を整える浮郄がお薦め。

冷えは「首」のつく所を温めることが有効です。首や足首はもちろん、手首の陽池も温めましょう。

CHAPTER 25

眠れない

失眠
しつみん

足の裏のかかとの真ん中。

名前の由来は…

「失眠」とは「不眠」の意味。不眠に大変効果があるツボというから名付けられた。

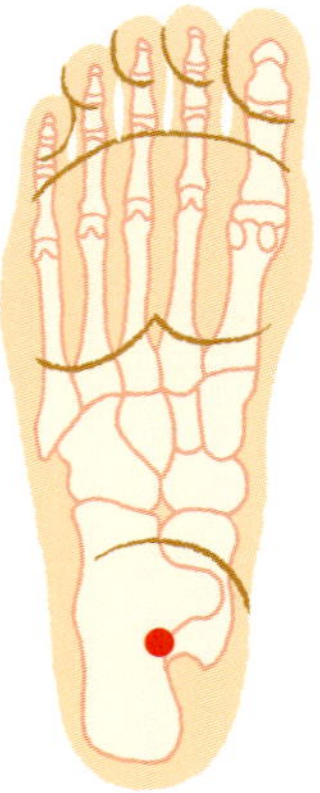

神門
しんもん

手首の横ジワの小指側。少しくぼんだところ。

名前の由来は…

「神様の出入りする大切な門」という意味から名付けられた。精神の活動に深く関わっているツボ。

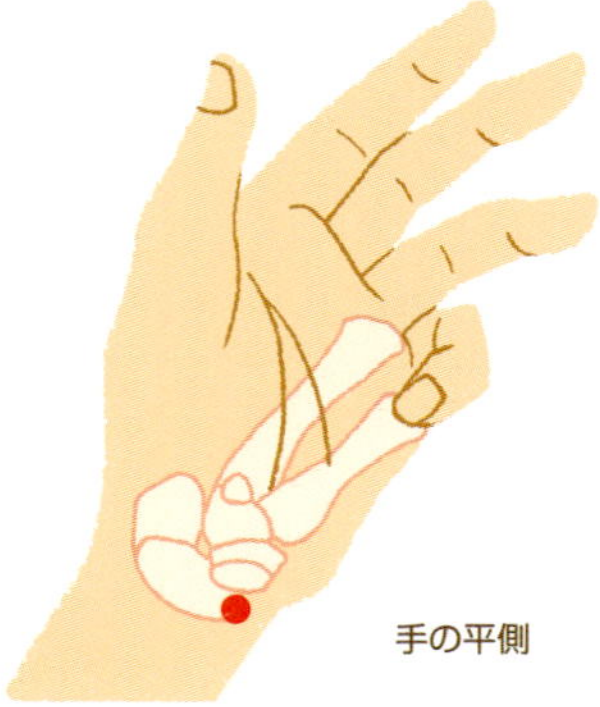

手の平側

寝る前に携帯画面を観るなどの他に、首のコリが原因になっていることも

「朝疲れが残っている」「夜中に何度も目が覚める」「寝つきが悪い」など、近年、睡眠に関するお悩みをお持ちの方は増えています。「眠らなくては」という強迫観念を持ってしまったり、日中のストレスを落ち着かせることなく布団に入ってしまうことで、脳が興奮状態（交感神経優位）にあることが考えられます。

脳がスムーズに休息モードに入れるように、寝る前にテレビや携帯画面を観ない、蛍光灯ではなく間接照明にする、湯船にゆっくり浸かるなど、交感神経を、リラックスした時に優位になる副交感神経にチェンジしやすくする環境を作ることも大切です。また、首の周囲には多くの神経が通っているので、首がこっていると脳の緊張状態がおさまりにくくなります。首のコリを改善することも、不眠には有効です。

内関

ないかん

手の平側の手首の横ジワの中央から指３本分肘側で、親指側の腱と次の腱との間。

名前の由来は…

「内」は「内側」、「関」は「出入りの要所」の意味。内側にある関所ということから名付けられた。

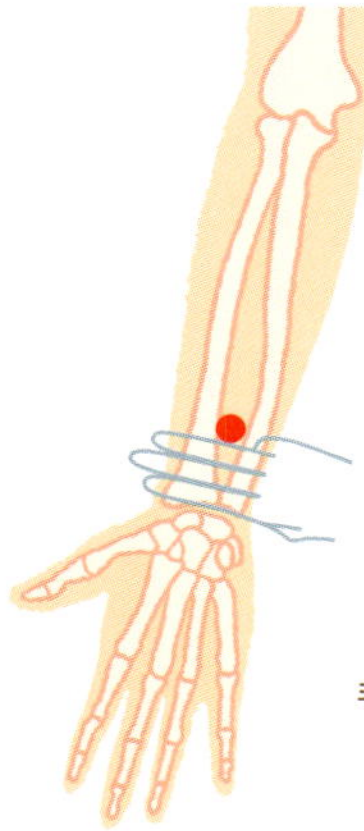

肝兪

かんゆ

左右の肩甲骨の最下部を結んだ高さの背骨の出っぱりから下に数えて２つ目と３つ目（第９・10胸椎）の間から指２本分外側。

名前の由来は…

肝臓を「一国の将軍の官」に例え、このツボが外敵を防ぎ、国の秩序を維持する役目を担うツボであるとして、肝の病に使った。

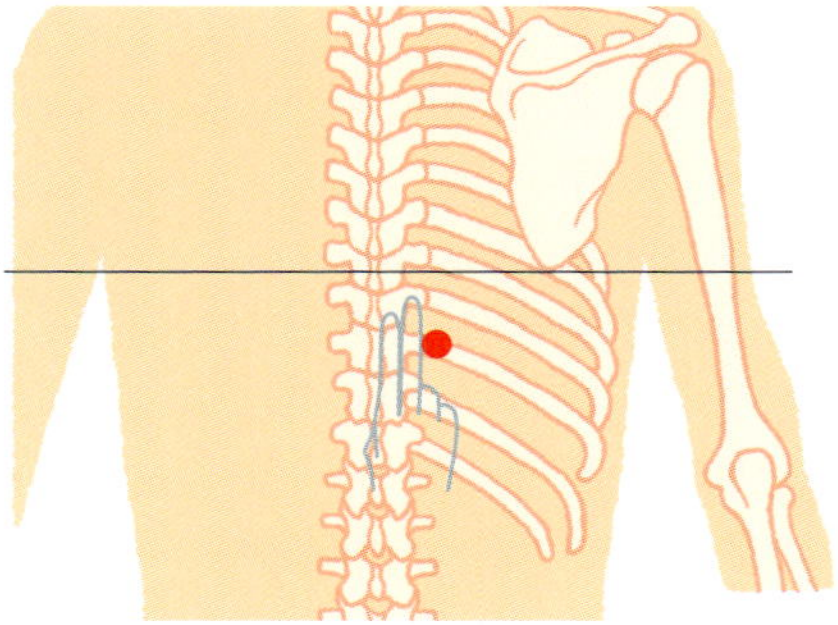

不眠を東洋医学的に考えると…

東洋医学では、クヨクヨと悩んだり、気がかりなことがあって寝つきが悪い場合は「心《しん》」が弱っていると考えますので、精神を落ち着かせるツボ神門や内関がお薦めです。

身体も心も疲れていて緊張感が抜けず、夜中に何度も目が覚めるのは「肝」の不調です。首や背中のコリが強く、呼吸が浅くなっていることも不眠につながっているので、シャワーではなく、ゆっくり湯船に浸かって身体を温めてからお休みください。

寝る前に、脳に集中した血流を下に下げる失眠やストレス症状を緩和する肝兪を温めたり、刺激してください。失眠はかかとのツボですので、皮膚が厚い分、刺激が伝わりにくいため、お灸がお薦めです。

CHAPTER 26

二日酔い

二日酔いになったら、肝臓の働きを助けるミネラルやビタミン、水分や糖質を摂りましょう

身体が重い、吐き気がする、頭がガンガンする、顔がむくんでいる…楽しくお酒を飲んだ翌日の代償は辛いものです。二日酔いとは、摂取したアルコールを肝臓で分解しきれず、体内に蓄積してしまっている状態なので、胃腸や腎臓に負担をかけずに、肝臓を休めて体内に残ったアルコールを出してしまうと、二日酔いの症状が緩和します。大量にお酒を飲んだ翌日は尿量が少なくなるので、利尿作用を高めるために、水分を多めに摂りましょう。冷たい水やジュース、コーヒーよりも、白湯がお薦めです。

残念ながら二日酔いを治す薬はありませんが、ミネラルやビタミンを補ったり、水分や糖質を摂ることで肝臓の働きを助けることができます。

魂門《こんもん》

左右の肩甲骨の最下部を結んだ高さの背骨の出っぱりから下に数えて２つ目と３つ目（第９・10胸椎）の間から指４本分外側。

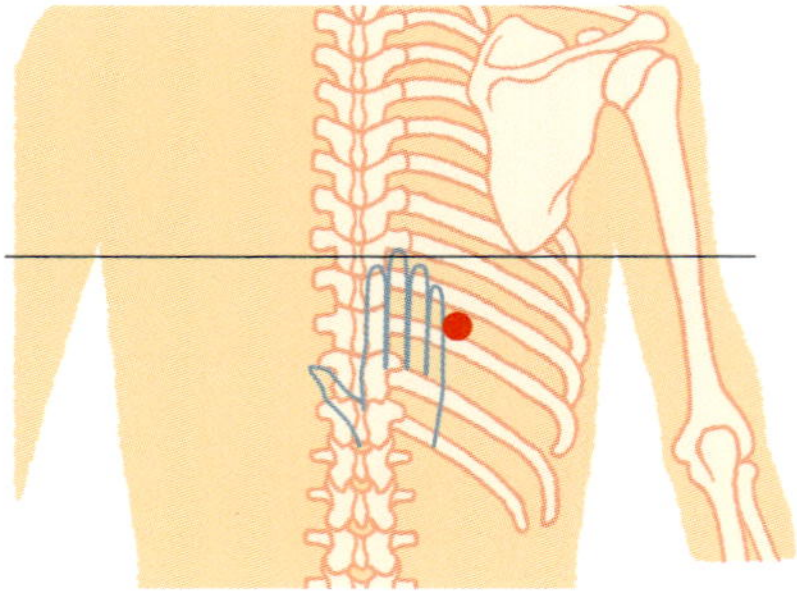

名前の由来は…

「魂」は「肝の志である魂」、「門」は「気の出入り口」の意味。肝臓に出入りする門という意味から名付けられた。

築賓《ちくひん》

内くるぶしから親指５本分上の位置で、そこから後方へ指幅１本分向かった所。

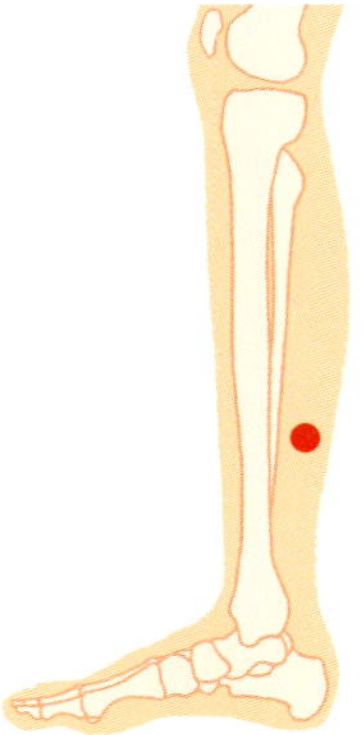

足の内側

名前の由来は…

「築」は「築く」、「賓」は「脛骨」のことを指し、歩くと筋肉が盛り上がった部分にあるツボという意味。

和髎

わりょう

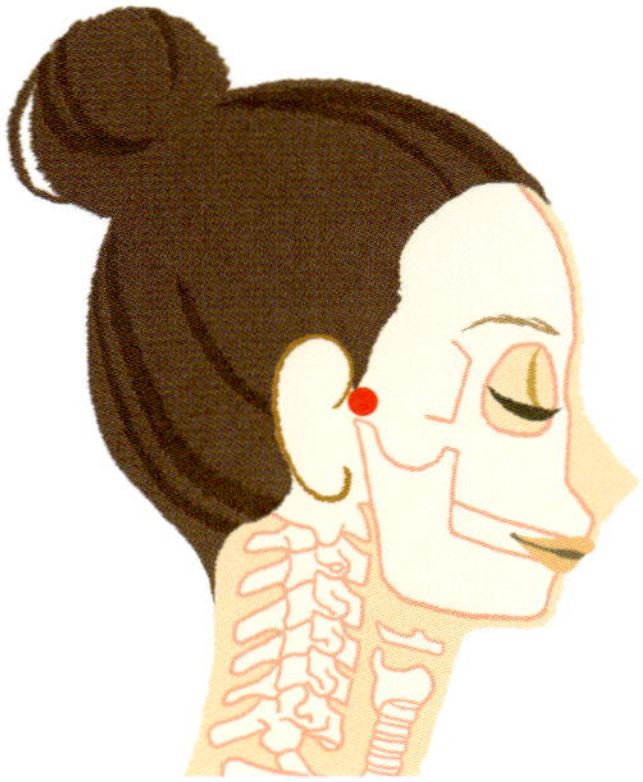

耳の上側の付け根の前のくぼみ。

名前の由来は…

「和」は「正常に働く」、「髎」は「角のすみ」の意味。このツボは顔面部の鼻・口・耳・眼の7つの穴を正常にすることから名付けられた。

中脘

ちゅうかん

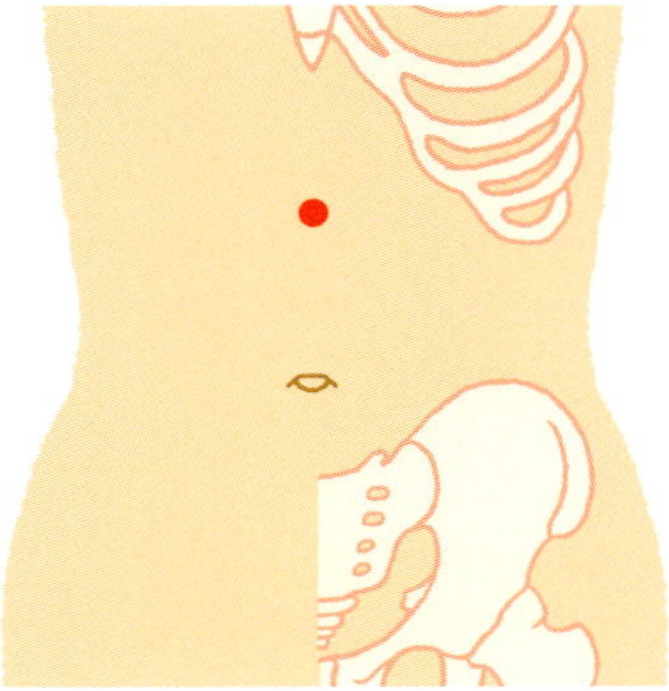

みぞおちとおへその中間部分。

名前の由来は…

中脘は胃の中央部にあり、古代人は「胃」を「脘」といったことから、名付けられた。

二日酔いを東洋医学的に考えると…

お酒を飲んだ翌朝の頭重感や頭痛を和らげるには、身体の新陳代謝を促す三焦経の和髎がお薦めです。お酒といっしょに脂っこいものを摂り過ぎて翌日胃が疲れてムカムカする場合は中脘を。

また、アルコール摂取で疲れた肝臓の働きを促進するツボを刺激することで、解毒作用を高めるためには、肝臓付近にある魂門、足の肝臓と腎臓と関係のある築賓がお薦めです。ただし、肝臓の疲れは身体の疲れ。二日酔いになるということは、身体に疲れが溜まっている可能性も。

辛い二日酔いもツボをうまく刺激すると、症状を緩和することができますが、一番大切なのは飲み過ぎないことです。お酒は適量で楽しみましょう。

CHAPTER

27

疲れやすい

慢性疲労の改善には、食生活と睡眠を見直してみましょう

「疲れてる？」とよく聞かれる、一日中疲れを感じる、朝なかなか起きられないなど、慢性疲労を感じる方は、食事と睡眠を見直してみるといいかもしれません。

疲労を回復させるのは栄養と休養。この2つが十分でないと体力が落ちて疲れやすい身体になってしまいます。疲れがたまると消化機能も低下するので、吸収がうまくいかない場合も。胃腸が弱ると身体もだるくなるので、疲労を感じる時は無理に食べようとせずに、腹八分目を心掛け、消化の良いものを食べてください。

睡眠の質も重要です。寝る直前まで携帯画面を観たり、夜遅くに食事をする方は、眠りが浅くて疲れがとれていない可能性があります。入後は寝る2〜3時間前が理想だといわれています。疲れていてもできるだけ湯船に浸かってからお休みくださいね。

京門

けいもん

脇腹に触れる1番下の肋骨の尖端の下の際。

名前の由来は…

「京」は「都」のことで、「門」は「門戸」のこと。腎機能の調子を診るツボで、元気が出入りする所ということから名付けられた。

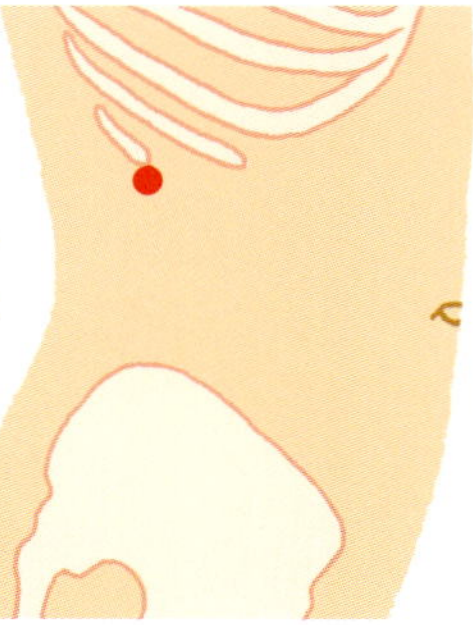

魂門

こんもん

左右の肩甲骨の最下部を結んだ高さの背骨の出っぱりから下に数えて2つ目と3つ目(第9・10胸椎)の間から指4本分外側。

名前の由来は…

「魂」は「肝の志である魂」、「門」は「気の出入り口」の意味。肝臓に出入りする門という意味から名付けられた。

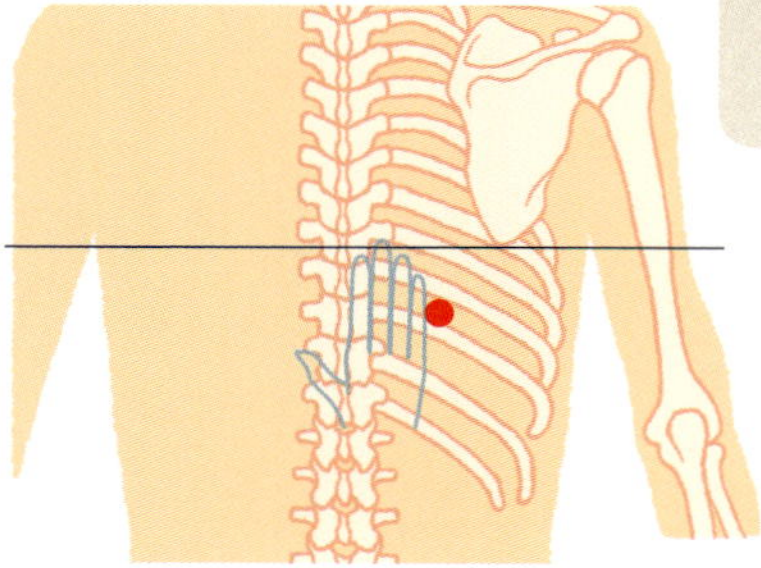

公孫《こうそん》

足の内側の中央で、土踏まずの1番高くなった部分。足の甲と足の裏の肌の色が変わる部分。

名前の由来は…

黄帝の姓に由来する。公孫が属する経絡である脾経は陰陽五行では中央に位置し四方を灌漑しており、古代中国に君臨していた黄帝に例えられた。

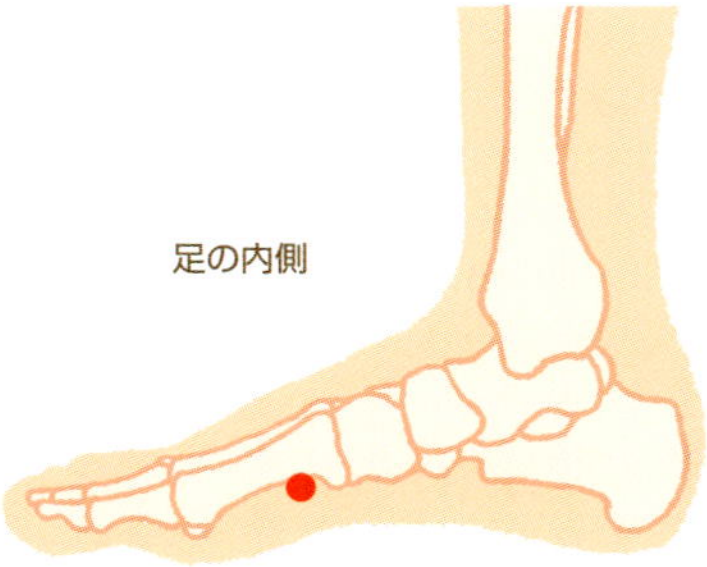

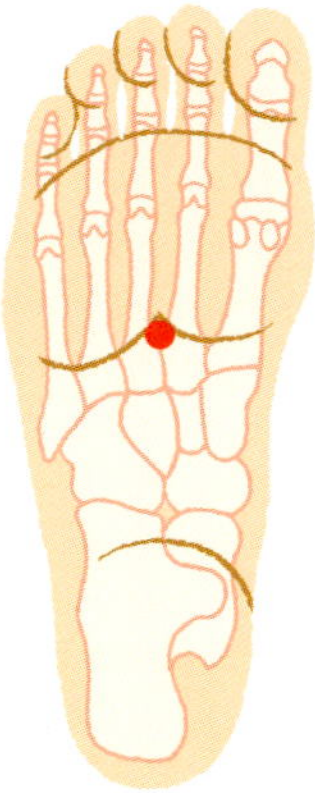

湧泉《ゆうせん》

足の裏の土踏まずの最もくぼんだ部分。足指を曲げるとできる「人」型のシワの下。

名前の由来は…

「気血が泉のように湧いてくるツボ」ということで、名付けられた。

疲れやすさを東洋医学的に考えると…

寝る前に食事をすると、寝ている間も胃は消化活動を行っているため、胃は休めずに身体は疲労します。「朝、すっきり起きられない」という方は、夜の食事時間を見直し、早食いや、ながら食いはやめましょう。公孫で胃腸の働きを高め、胃の疲れの改善を。

　慢性疲労は、身体全体の「気」が不足した状態です。本来、睡眠で一日の疲れをリセットするのが理想ですが、身体のエネルギーが不足しているため、寝ても疲れがとりきれず、慢性的な疲労につながっているのです。ストレスによって呼吸が浅くなり、眠りも浅くなりますので、上半身の緊張を緩めるため、京門、魂門を刺激したり、全身の疲労回復のツボ湧泉を押してみるとよいでしょう。

CHAPTER

28

足の疲れ

委陽

いよう

膝を曲げた時に膝の裏側にできるシワの真ん中が委中というツボ。それより少し外側。

名前の由来は…

委中の陽（外）側にあることから名付けられた。

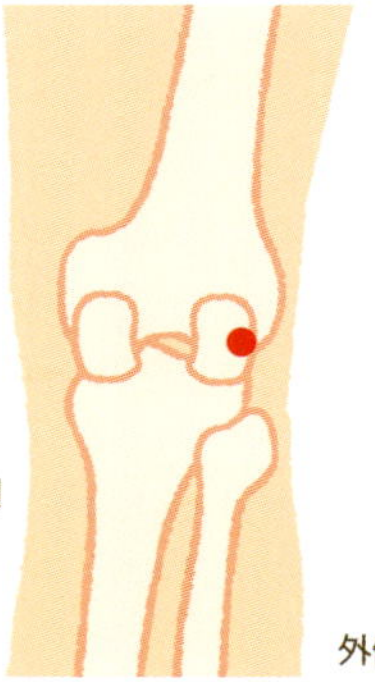

丘墟

きゅうきょ

足の外くるぶしの前方、下寄りのくぼみの部分。

名前の由来は…

「丘」は「おか、おおいなり」、「墟」は「しろあと、たに」の意味。外くるぶしの下のくぼみに位置することから名付けられた。

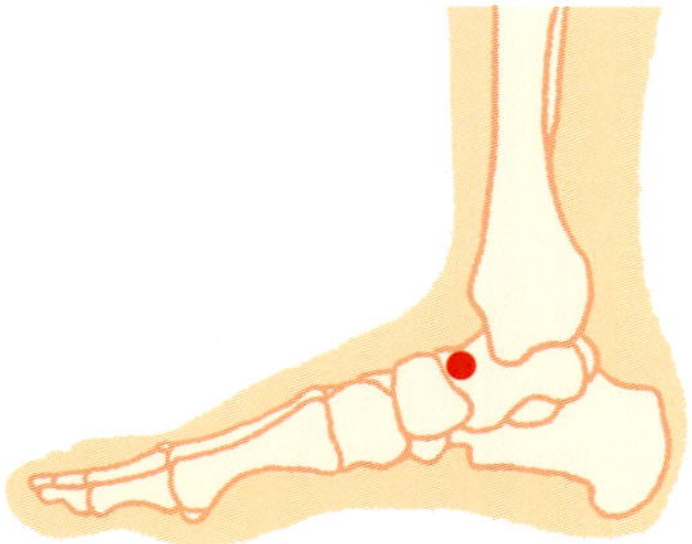

お風呂で筋肉を温めた後、マッサージやストレッチで筋肉をほぐして

　ハイヒールで一日中歩いたり、階段の上り下りを繰り返した日は、足が重だるく、ふくらはぎを触ると、パンパンに張っている、そんな経験はありませんか？　それは足の筋肉に疲労物質がたまっている証拠。ハイヒールは姿勢を維持するために腰にも負担がかかりますし、立ち仕事などで同じ姿勢が続いても、足は疲労します。

　足の筋肉は収縮と弛緩を繰り返すことで血管を圧迫し、心臓に戻ろうとする血液を上に押し上げます。このポンプ作用を行う足の筋肉が疲労すると、足に疲れが溜まり、下半身の血行が悪くなって冷えやすくなりますので、お風呂で温めた後、マッサージやストレッチで筋肉をほぐしてください。きつい靴を履き続けると、腰痛や肩コリなど、身体の不調にもつながりますので、足にあった靴を選ぶことも重要です。

足三里

あしさんり

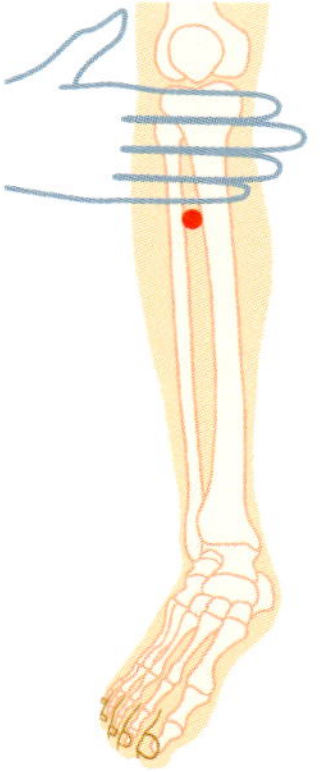

膝の外側にある出っぱった骨の下のくぼみから指4本分下の部分。

名前の由来は…

「3」という数字は中国文化において重要で「総て」を、「里」は「理、整理する」の意味。身体全体（三）を調える（里）膝から3里のとこにあるツボということに由来。

陰陵泉

いんりょうせん

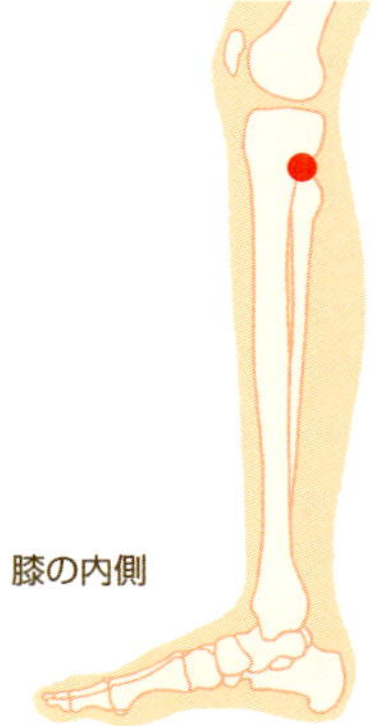

膝の内側下方にある低い骨（脛骨内側顆）の下のくぼみ。内くるぶしからまっすぐ上に指をすり上げて、止まった部分。

名前の由来は…

足の内側にあり、「気血が泉のように湧いてくる丘」ということで、名付けられた。

足の疲れを東洋医学的に考えると…

足には腰、背中や内臓と関係する経絡が流れているため、足の疲れは足だけの問題ではありません。足の後ろ側（ふくらはぎあたり）が疲れていると感じる場合は背中の筋肉も硬くなっていますし、足の前面が疲れていると感じる場合は、ヒールなど靴の影響だけでなく、胃が疲れている可能性も。足の外側が張っている場合は、外側の筋肉が体重を支えているので、O脚や腰痛にもなりやすく、注意が必要です。

ふくらはぎや足の外側が疲れている場合は委陽、丘墟、一日中ヒールを履いて足の前面が張っている時は足三里、足の疲れだけでなく血行不良で冷えている時は陰陵泉を押してから、心臓より少し足を高くして横になると、足の疲れがとれやすくなります。

CHAPTER 29

目の疲れ

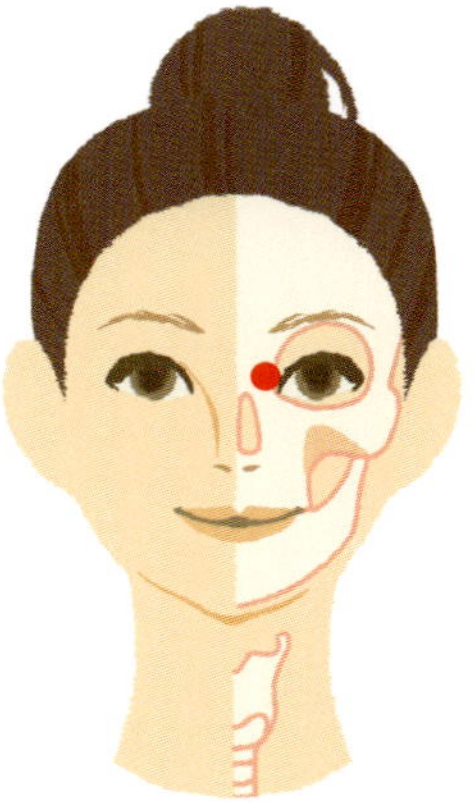

睛明

せいめい

目頭の少し上の鼻寄りの所にあるくぼみ。

名前の由来は…

「睛」は「ひとみ」、「明」は「明らか、照らす」の意味。瞳のくもりが消え、鮮明に見えるようになるツボということで名付けられた。

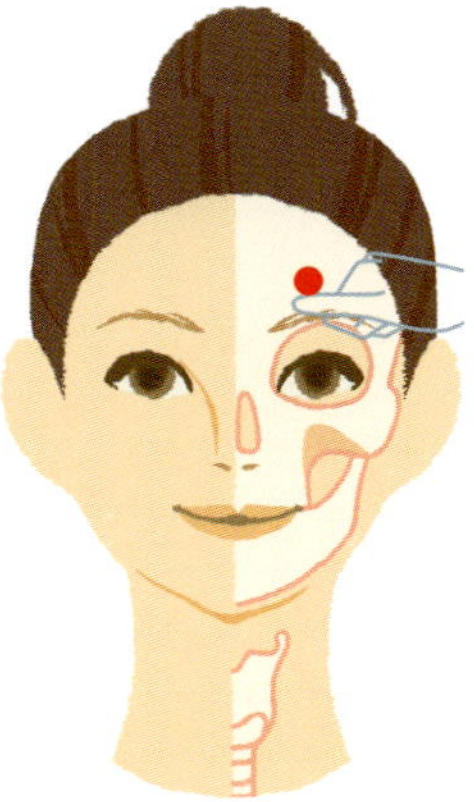

陽白

ようはく

眉の中央から親指1本分上の部分。

名前の由来は…

「陽」は「明らか、清い」、「白」は「目の周りの筋肉の白い部分にある」ということから名付けられた。

肩コリや頭痛も、眼精疲労が原因となっているのかも

パソコンや携帯電話の普及で目を酷使することが増え、目の疲れを感じてる人は年々増加しています。目の奥が痛い、目が重い、ショボショボする、充血する、かすむなどが眼精疲労の症状ですが、ひどくなると肩コリや頭痛、吐き気を引き起こすことも。そういった不快感からストレスが溜まり、食欲減退や慢性的なイライラにつながる場合もあるので、単なる目の疲れと侮ってはいけません。

疲れ目は、眼球を支える筋肉や目のピントを合わせる筋肉が疲労することで起こります。パソコン作業をされる場合は、画面に視線が集中するため、前傾姿勢になりやすく、瞬きの回数も少なくなります。ドライアイや首・肩コリも併発しやすくなるので、意識して瞬きをゆっくりする、あごを引く（あごを引くと前傾姿勢を自分で矯正しやすくなる）などを心掛けてみてください。

角孫《かくそん》

耳を半分に顔側に折り曲げて、耳の上端が頭に触れる部分。

名前の由来は…

「角」は「額の角」を、「孫」は「まご、つながり」を表す。つまり、額の角にあり、3つの経絡がつながっているということから名付けられた。

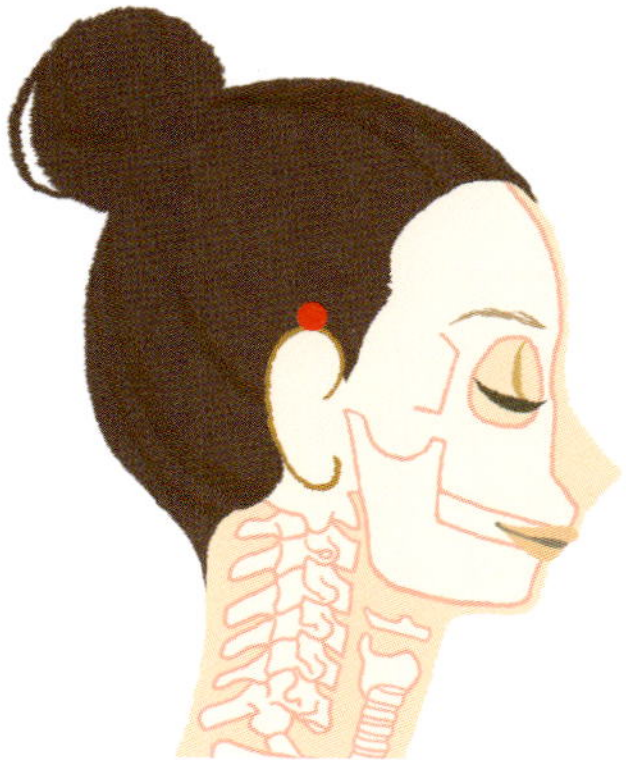

太陽《たいよう》

目尻と眉尻の真ん中からやや後ろの部分で、こめかみの中央部。

名前の由来は…

「太」は「最も」、「陽」は「陰陽の陽」を示し、「陽気が最も盛んである所」という意味に由来。

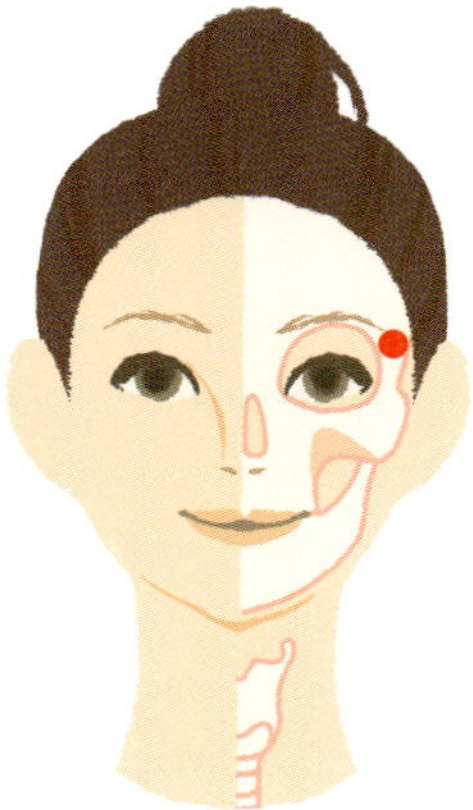

目の疲れを東洋医学的に考えると…

目は臓器の中でも新鮮な血液を必要とするため血行不良や血液がドロドロになると、目が疲れたり、眼病が起こりやすくなるといわれています。

東洋医学では、目は「肝」の経絡に属し、ストレスの影響が現れやすいと考えられています。目の奥が痛い、白目が赤い、目がショボショボする、目力がない、かすむ、ぼやけるなどの症状がある場合は、目だけの問題ではなく、身体にも疲れが溜まっているというサインです。

目の周りの筋肉の疲労による血行不良を改善するため、押して気持ちいいと感じる強さで晴明、陽白、角孫、太陽を刺激したり、目の周りと首の付け根をホットタオルでじんわり温めるのも効果的です。

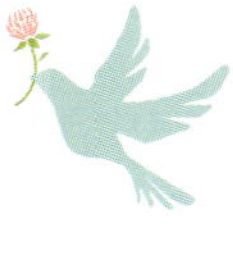

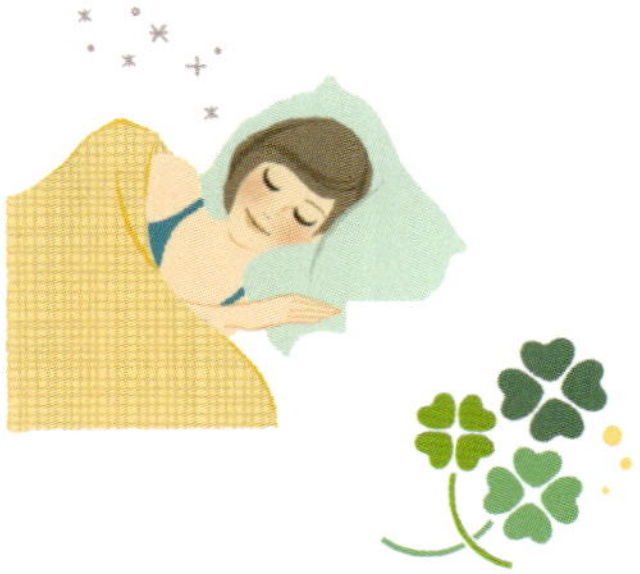

PART

2

女性の症状

CHAPTER 30

ＰＭＳ（月経前症候群）

月経前症候群は、バランスの良い食事とゆっくり休養することで予防可能

ＰＭＳ＝月経前症候群とは月経２週間前くらいから現れる様々な不調のことを指し、月経が始まると自然に治まるのが特徴です。頭痛、腹痛、腰痛、胸の張り、吐き気、便秘などの身体的な不調に加えて、イライラしたり無気力になるなど、精神的な不調も起こるのが辛いところです。症状が重いと日常生活に支障をきたすほどになるので、見過ごさずに、まずは自分がＰＭＳかどうかを把握することが大切です。

明らかな原因はわかっておらず、排卵〜月経前に分泌されるホルモンの影響で体内の水分バランスが崩れたり、脳内物質が低下することで不調をきたすと言われています。ストレスや偏った食生活も引き金となるので、月経前は甘い物や、身体が冷えるような食べ物、飲み物は控えたり、ゆっくり休む時間を作ることで予防することが可能です。

内関《ないかん》

手の平側の手首の横ジワの中央から指３本分肘側で、親指側の腱と次の腱との間。

名前の由来は…

「内」は「内側」、「関」は「出入りの要所」の意味。内側にある関所ということから名付けられた。

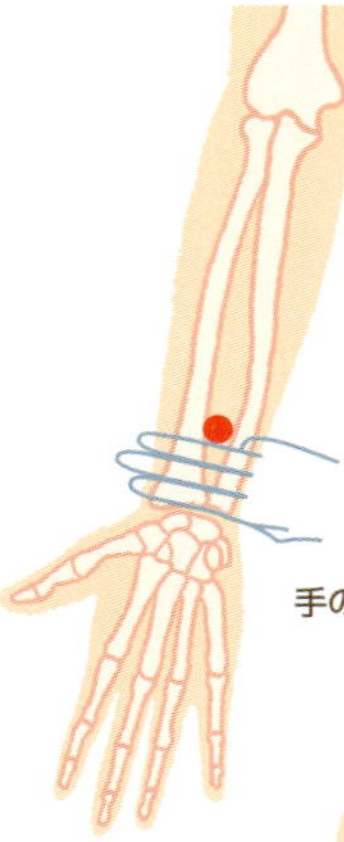

三陰交《さんいんこう》

内くるぶしの出っぱりから指４本分上の骨の際で、押して痛みを感じる部分。

名前の由来は…

脾経と肝経と腎経という3つの陰の経絡（気の通り道）が交わる所にあるため、1つで3つの経絡を疎通する効果がある。

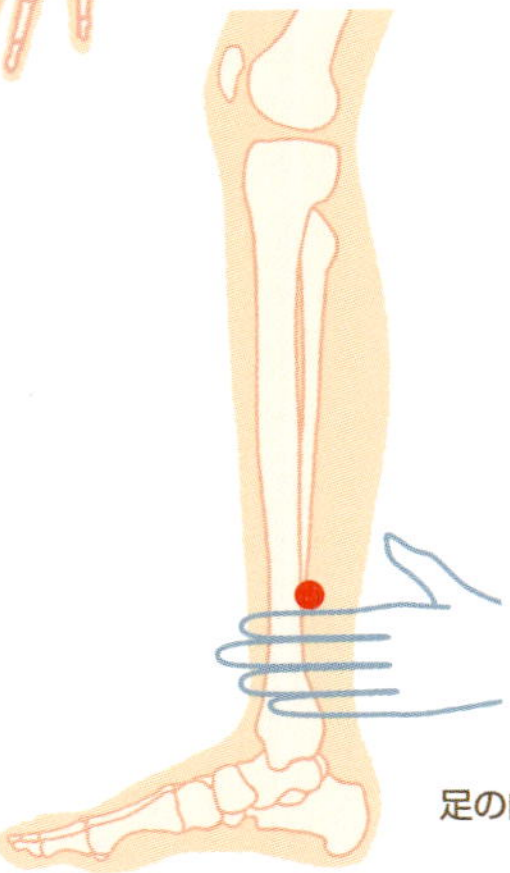

公孫《こうそん》

足の内側の中央で、土踏まずの1番高くなった部分。足の甲と足の裏の肌の色が変わる部分。

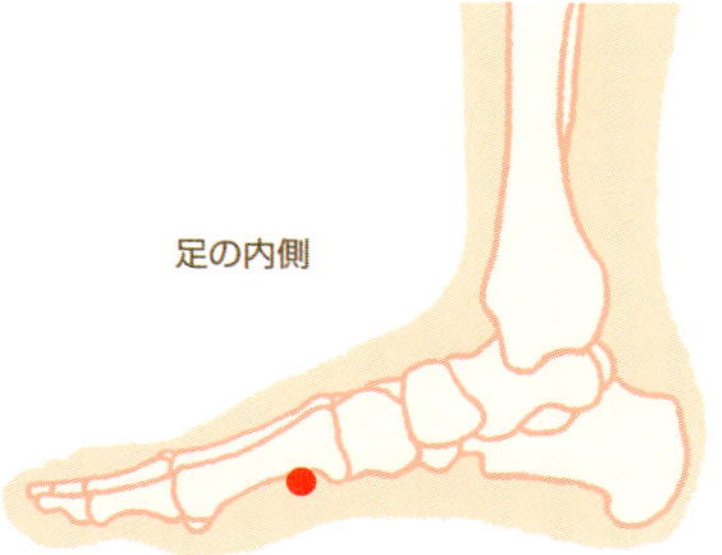

名前の由来は…

黄帝の姓に由来する。公孫が属する経絡である脾経は陰陽五行では中央に位置し四方を灌漑しており、古代中国に君臨していた黄帝に例えられた。

百会《ひゃくえ》

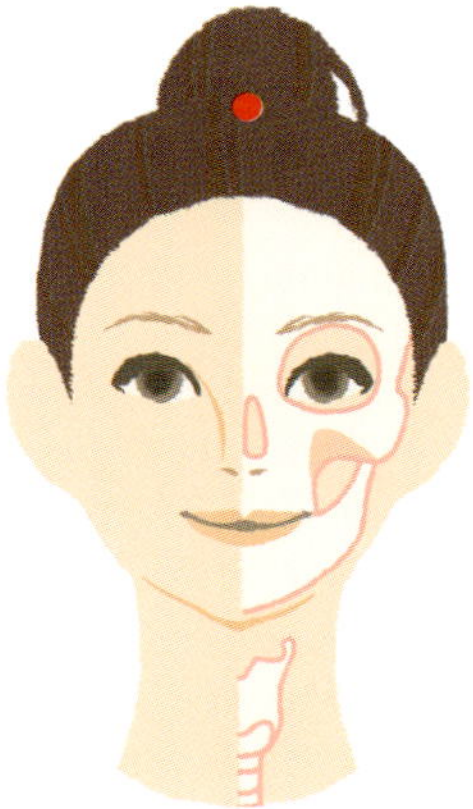

両手の親指を耳の上端にあてて指を伸ばし、ちょうど中指が当たる所。左右の耳の上端を結んだ線の真ん中。

名前の由来は…

「百」は「たくさん、すべて」、「会」は「集まる」の意味。たくさんの経絡がここに集まることから名付けられた。

PMSを東洋医学的に考えると…

月経前症候群はホルモンバランスの乱れによって起こるため、自律神経のバランスを整えることで、症状が軽減します。自律神経のバランスを整える内関、婦人科の特効穴三陰交や公孫がお薦め。特に三陰交がある足首を常に温めておくことはPMSの予防になります。百会は頭重感やイライラに対して有効なので、指圧したりブラッシングで刺激してください。

　また、月経を前向きに受け入れる気持ちを持つことも有効です。月経は女性だけが持つ、古い血液を外に排出し、骨盤が開閉することで痩せやすくなる、美しくなるチャンスです。月経を嫌なものと捉えるのではなく、キレイになるためのリセット期とし、月経前はリラックスし、終わったら軽く運動するなどして、月経期を楽しむ心の余裕を持ちたいですね。

CHAPTER 31

月経痛

お腹を冷やすと、月経痛の主な原因とされる物質が増え、痛みを引き起こす

程度の差はあれ、ほとんどの女性が経験したことのある月経痛。軽いだるさを感じる人から痛みで寝込んでしまう人まで千差万別ですが、家事や仕事ができないほどの激しい痛みがある場合は子宮筋腫などの病気が隠れている可能性があるので、専門家に診てもらうとよいでしょう。

　月経痛の主な原因とされる「プロスタグランジン」という物質には子宮を収縮させて経血を体外に排出する役割があるのですが、身体が冷えて血流が滞ると、この物質の生成が急激に増え、激しい痛みを引き起こします。事実、月経痛がひどいと訴える方の多くは、お腹やお尻が冷えています。

　お腹の冷えは婦人科系の病気の一因ともなるので、月経中だけでなく、常に冷やさないことが大切です。

白環兪《はっかんゆ》

尾底骨の先から左右に親指1本分上の部分。

名前の由来は…

「白」は白い色ということで、「婦人の帯下や男性の精液」を、「環」は「金や玉の貴重品」を意味することから、このツボは人体の性を蔵し、男性器や婦人科疾患に効果がある。

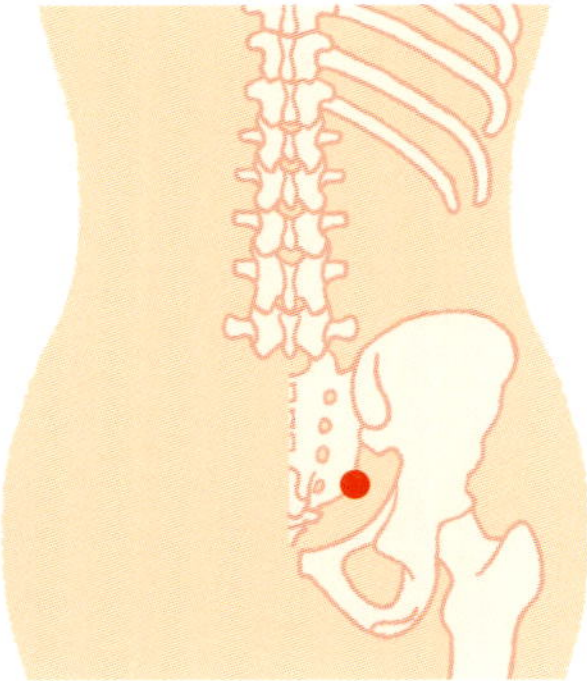

関元《かんげん》

おへその中央から指4本分下の部分。

名前の由来は…

「関」は「関所」、「元」は「元気」を意味する。つまり、身体が元気になるための力が集まる重要なツボということから名付けられた。

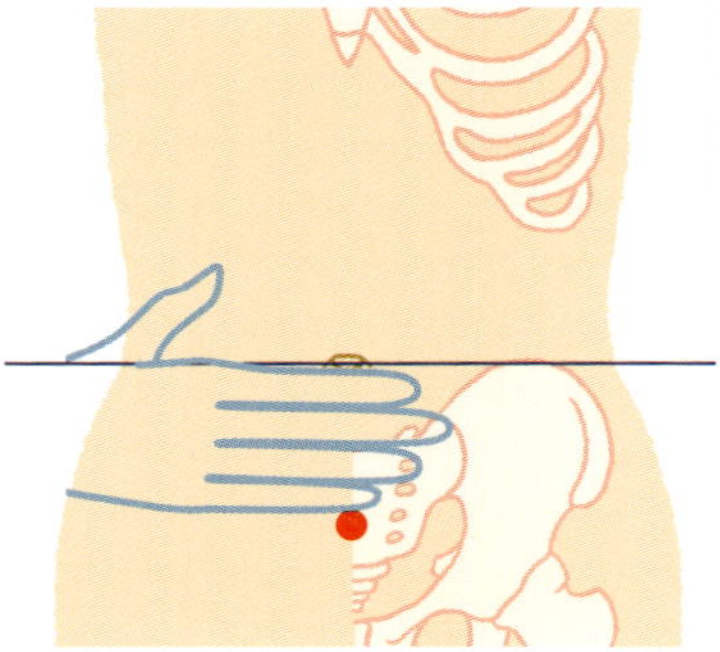

地機

ちき

膝の内側下にあるの骨のくぼみと内くるぶしを結んだ線の、上から1/3の部分。

名前の由来は…

「地」の「土」は経絡の「脾経・胃経」を、「機」は「物事の重要なこと、機密」の意味で、脾経の変動の現れる重要なツボということから命名。

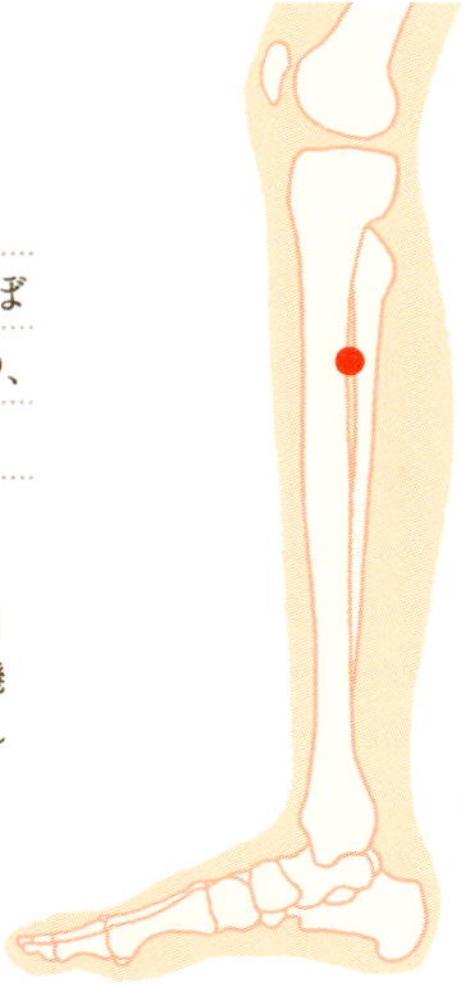

足の内側

承扶

しょうふ

お尻と太ももの境のちょうど真ん中。

名前の由来は…

「承」は「受ける」、「扶」は「支える、助ける」の意味。「下肢や太ももの機能を助けるツボ」ということから名付けられた。

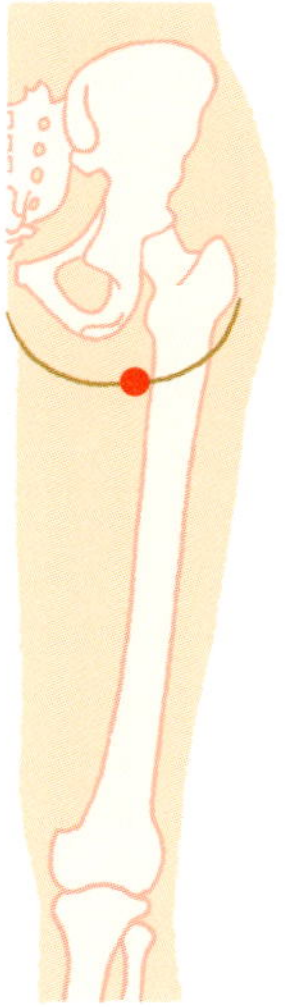

月経痛を東洋医学的に考えると…

月経の際、黒いドロッとした血液の塊が出てくることはありますか？　これは瘀血《おけつ》と呼ばれるものです。便秘しやすい、肉類や甘いものが好き、下腹部や足首が冷えている方は瘀血が溜まりやすい傾向が。溜まった古い血液の塊が出る時に下腹部が痛むことが多いので、月経の始まる1週間前から瘀血に効果的な地機や骨盤内の血行を促す承扶を刺激したり、下半身の血流を促す関元や婦人科系の疾患に効果的な白環兪を温めておきましょう。

また、ハイヒールを履くと、骨盤内の血行が悪くなりやすいので、月経中はいつもよりかかとの低い、腰や背中に負担のかからない靴を選びましょう。

CHAPTER 32

月経不順

ストレスや疲労、冷え、動物性脂肪の多い食事などによる自律神経の乱れが原因になることも

月経周期が24日以内または39日以上の場合は不順とされており、2〜3か月に1度だったり、半年近く生理がないといったケースもあります。

気を付けなければいけないのが自律神経の乱れです。ストレスや疲労、環境の変化、冷え、睡眠不足や動物性脂肪の多い食事などは自律神経に影響を及ぼすので、自律神経の働きが乱れてホルモン分泌に異常をきたすと、卵巣や子宮が正常に働かなくなってしまいます。放置すると妊娠しにくくなってしまう可能性もあるので、ホルモンバランスを整える治療や生活リズムの立て直しを早めに行うことをお薦めします。

血海

けっかい

膝のお皿の内側の上端にあるくぼみから指3本分上の筋肉の盛り上がりの頂点。

名前の由来は…

「海」は「戻って来て集まる所」の意味。脾経のこのツボは血を脾経の大海に戻す作用があり、血の滞りを治すツボとして有名。

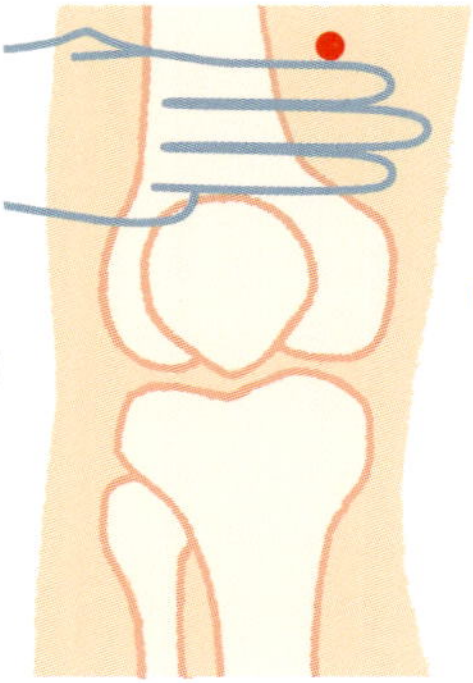

三陰交

さんいんこう

内くるぶしの出っぱりから指4本分上の骨の際で、押して痛みを感じる部分。

名前の由来は…

脾経と肝経と腎経という3つの陰の経絡（気の通り道）が交わる所にあるため、1つで3つの経絡を疎通する効果がある。

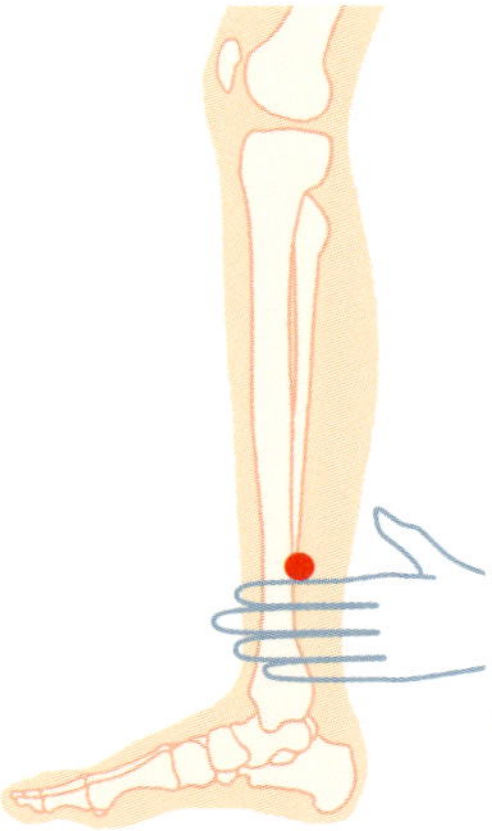

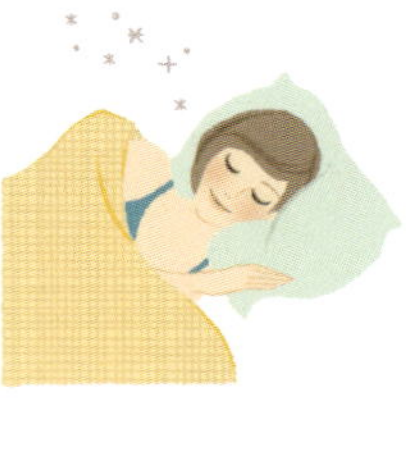

公孫
こうそん

足の内側の中央で、土踏まずの1番高くなった部分。足の甲と足の裏の肌の色が変わる部分。

名前の由来は…

黄帝の姓に由来する。公孫が属する経絡である脾経は陰陽五行では中央に位置し四方を灌漑しており、古代中国に君臨していた黄帝に例えられた。

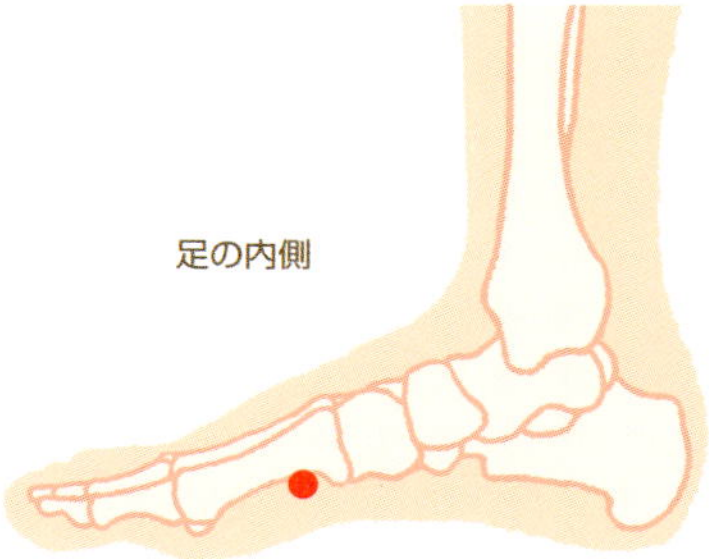

郄門
げきもん

前腕の手の平側の中央ライン上で、手首の1番深いシワから親指5本分上の部分。

名前の由来は…

「郄」は「骨や筋肉のすき間」を、「門」は「出入口」の意味。気血が1番集まるすき間の出入口ということから名付けられた。

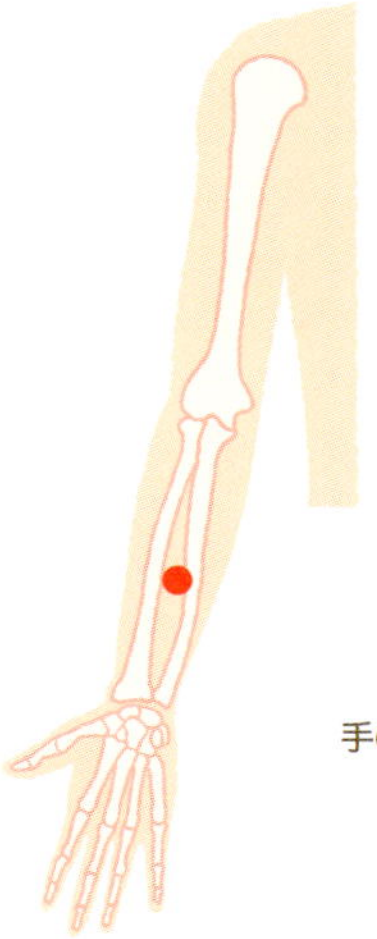

月経不順を東洋医学的に考えると…

東洋医学で月経を主《つかさど》るのは「脾」です。脾は血液を調整する機能を持ち、ストレスの影響で脾の働きが低下すると、月経過多、月経が止まらない、無月経などの症状につながります。脾は消化機能の働きとも関係しているため、夜遅くの食事や過食、脂っこい食事などでも脾が病み、月経不順につながります。脾の働きが低下すると甘いものを欲する傾向がありますので、クッキーやケーキ、チョコレートなどが無性に食べたくなる時は要注意です。血液循環を促す血海や三陰交、公孫や、自律神経系の緊張をとりリラックスさせてくれる郄門がお薦めです。

なお、ウエストニッパーやボディスーツ、ガードルなどの骨盤を締め付ける下着は骨盤内の血流を悪化させてしまうので、下腹部の冷えがある場合は使用を控えましょう。

CHAPTER 33

更年期障害

内関《ないかん》

手の平側の手首の横ジワの中央から指3本分肘側で、親指側の腱と次の腱との間。

名前の由来は…

「内」は「内側」、「関」は「出入りの要所」の意味。内側にある関所ということから名付けられた。

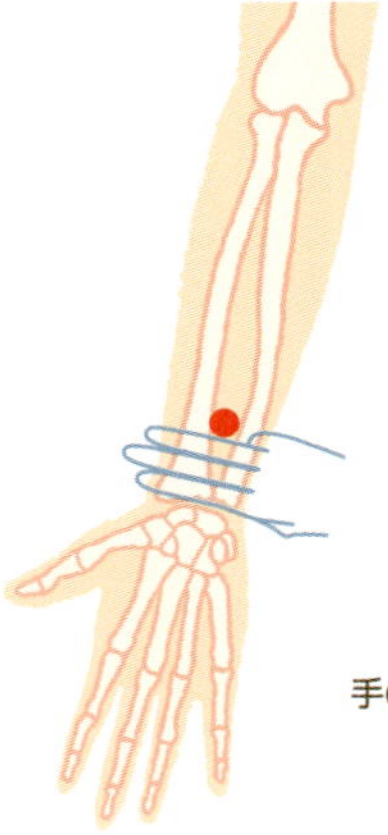

手の平側

三陰交《さんいんこう》

内くるぶしの出っぱりから指4本分上の骨の際で、押して痛みを感じる部分。

名前の由来は…

脾経と肝経と腎経という3つの陰の経絡（気の通り道）が交わる所にあるため、1つで3つの経絡を疎通する効果がある。

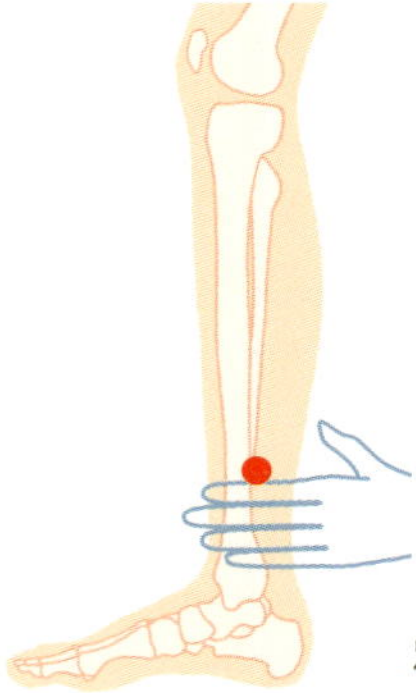

足の内側

症状が多岐に及ぶので、不調の時は休養をとったり、リラックスすることが大切

「更年期」とは、閉経をはさんだ前後数年の期間で、決まった年齢はありません。平均的には40代後半～50代半ばくらいにみられ、60歳前後で落ち着くようです。この間、年齢とともに卵巣の機能が低下し、急激に女性ホルモンの分泌が減少します。この出なくなったホルモンを無理に出そうとして、脳が混乱することで不調が起こるのが、更年期障害です。特に自律神経失調症に陥りやすいタイプの女性に症状が出やすいといわれています。

頭痛、動悸、ほてり、汗をかきやすくなる、食欲不振、肩コリなどが挙げられますが、イライラやうつ気分、不眠、無気力など、精神面でも大きな変調をきたします。体質だから…とガマンをせず、辛い時は休養をとったり、治療を受けることが必要です。

次髎

じりょう

仙骨（尾骨の上）の真ん中の外側、グリグリと反応がある、少しくぼんだ所。

名前の由来は…

「髎」は「骨に挟まれた間隙、へこみ」の意味。仙骨は仙椎という骨が5つ並んでできており、次髎はその2番目の穴、へこみということで、名付けられた。

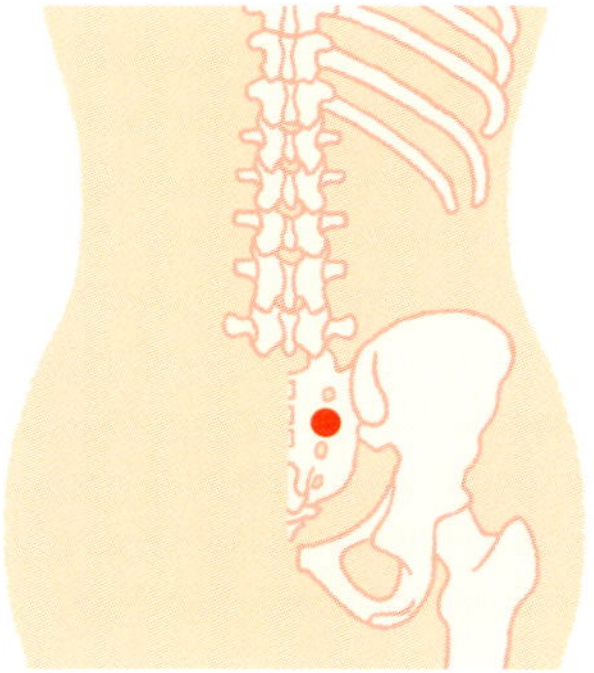

関元

かんげん

おへその中央から指4本分下の部分。

名前の由来は…

「関」は「関所」、「元」は「元気」を意味する。つまり、身体が元気になるための力が集まる重要なツボということから名付けられた。

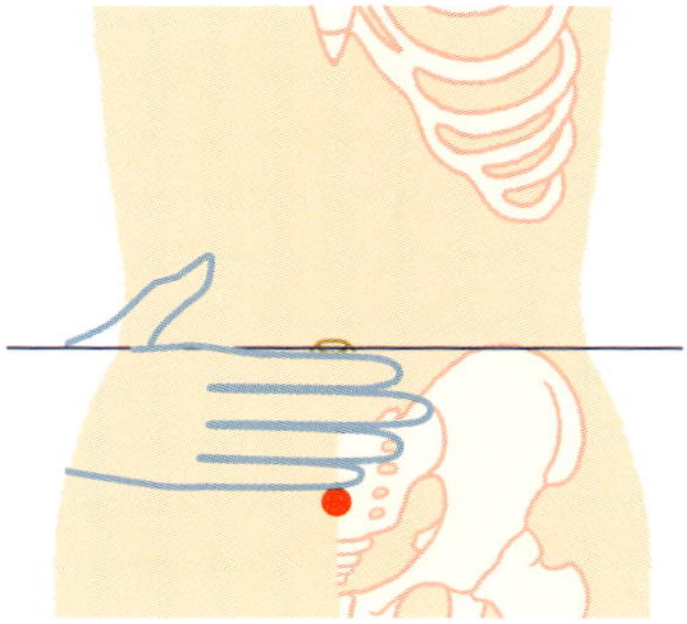

更年期障害を東洋医学的に考えると…

更年期障害は閉経し、加齢とともに弱くなる「腎」のトラブルと、血液浄化力が落ちて血液の循環が滞り、「血の道」と言われる症状に不調が現れる「肝」の働きが低下して起こります。

ホルモンバランスの乱れによってイライラしたり、精神的に不安定になりやすいので自律神経のバランスを整える内関、冷え、のぼせを予防する関元、血の道を整える三陰交、ホルモンバランスの乱れによる足の冷えや骨盤内の血行不良には次髎がお薦めです。下腹部が冷えている時ほどホットフラッシュが起こりやすいので、お腹が温かい状態をキープしましょう。夜なかなか眠れないからと言って、アルコールや冷たい飲み物の摂り過ぎには気を付けてくださいね。

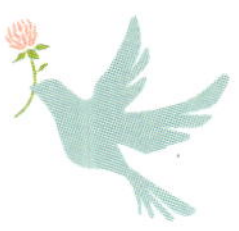

CHAPTER 34

足の冷え

太谿《たいけい》

内くるぶしの出っぱりとアキレス腱の中央の陥凹部分。

名前の由来は…

「太」は「大きい、盛ん、重要」、「谿」は「渓谷、くぼみ」を意味し、生命エネルギーが渓流となって注ぐ重要なツボということから名付けられた。

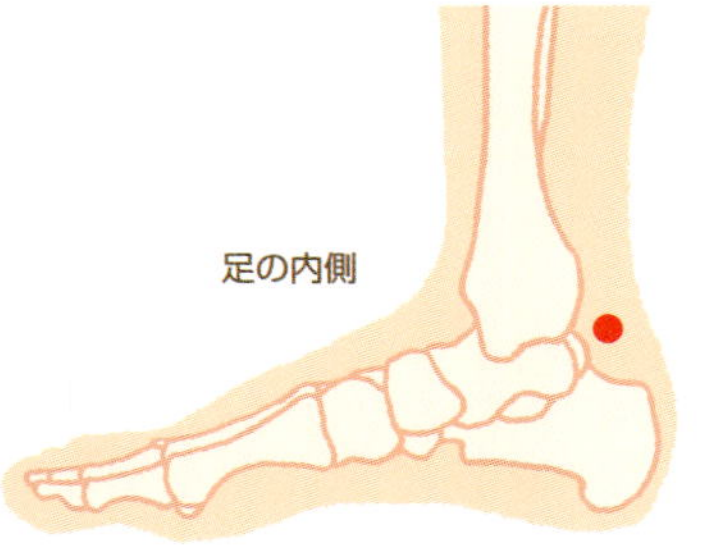

関元《かんげん》

おへその中央から指4本分下の部分。

名前の由来は…

「関」は「関所」、「元」は「元気」を意味する。つまり、身体が元気になるための力が集まる重要なツボということから名付けられた。

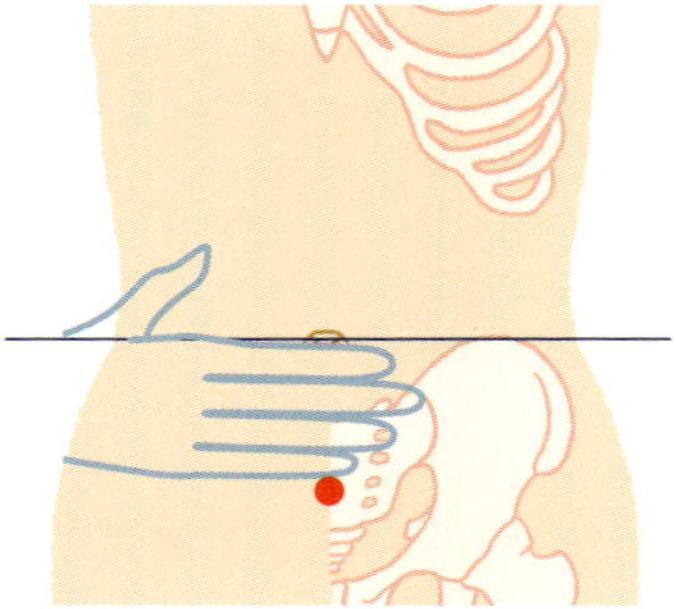

放置すると下半身太りや肌荒れ、婦人科疾患など、あらゆるトラブルの原因に

足は心臓から1番遠い所にあるため血液が末端まで巡りにくく、冷えやすい部分。夏なのに足が冷たい、部屋を暖かくしているのに足だけ冷えるという方は、血行不良よる冷え性になっている可能性が高いです。

季節やエアコンによる冷えだけでなく、ハイヒールで足を圧迫したり、長時間のデスクワークで座りっぱなしの姿勢を続けたり、運動不足による筋力の低下でも血流が悪くなり、冷えの原因となります。足や腰を露出した服装もよくありません。足の冷えを放置すると、下半身に脂肪がつきやすくなったり、むくみ、肌荒れ、腰痛、婦人科機能の低下なども起きやすくなります。ただし、感覚がなくなるほど極度に冷える場合は、関節リウマチなどの膠原病の恐れもあるので、専門医に相談してください。

腰陽関
こしようかん

腰の左右にある大きな腸骨の最上部を結んだ高さの背骨の出っ張りの下の部分。

名前の由来は…

「腰」は「腰」、「陽」は「陽気」、「関」は「関所、重要な場所」の意味。「腰にある陽気が出入りするツボ」ということから名付けられた。

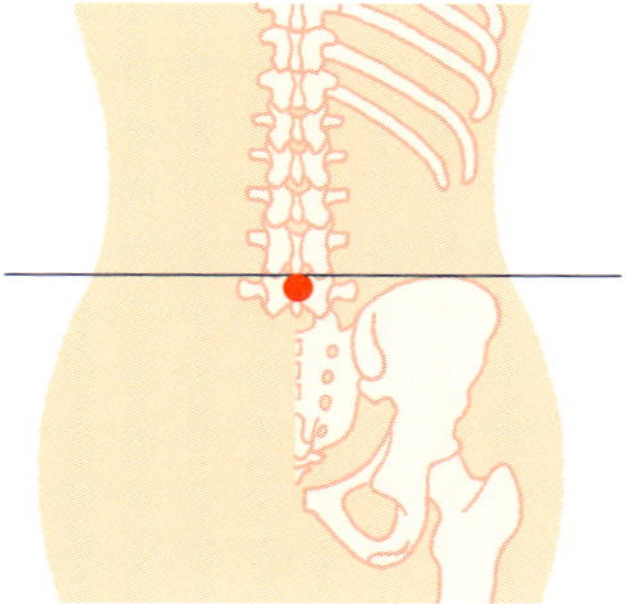

三陰交
さんいんこう

内くるぶしの出っぱりから指4本分上の骨の際で、押して痛みを感じる部分。

名前の由来は…

脾経と肝経と腎経という3つの陰の経絡（気の通り道）が交わる所にあるため、1つで3つの経絡を疎通する効果がある。

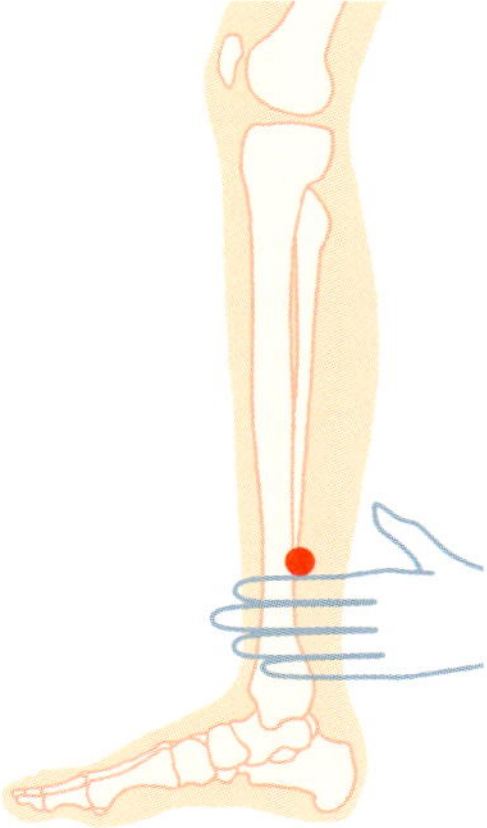

足の内側

足の冷えを東洋医学的に考えると…

足には、首や肩、婦人科系、胃腸などの大切なツボがたくさんあるので、足の冷えは全身の不調につながることも。太ももの付け根や足首は皮膚のすぐ下を血管が通っているので、ここを温めると下半身の血行が促されます。

アキレス腱をつまんで内くるぶしの太谿をつまみ、かかとの骨の方向に揉みほぐしてください。関元や腰陽関は下半身の冷えが強い時はポコッとくぼむので、軽くこすったり、ホットタオルやカイロなどで温めると効果的です。また、月経周期によって、女性ホルモンが変動することでも冷えやすくなるため、体温が下がる月経直前や月経中の冷えには三陰交を刺激したり、レッグウォーマーなどを使用して常時温かい状態をキープしましょう。

CHAPTER 35

お腹の冷え

中脘

ちゅうかん

みぞおちとおへその中間部分。

名前の由来は…

中脘は胃の中央部にあり、古代人は「胃」を「脘」といったことから、名付けられた。

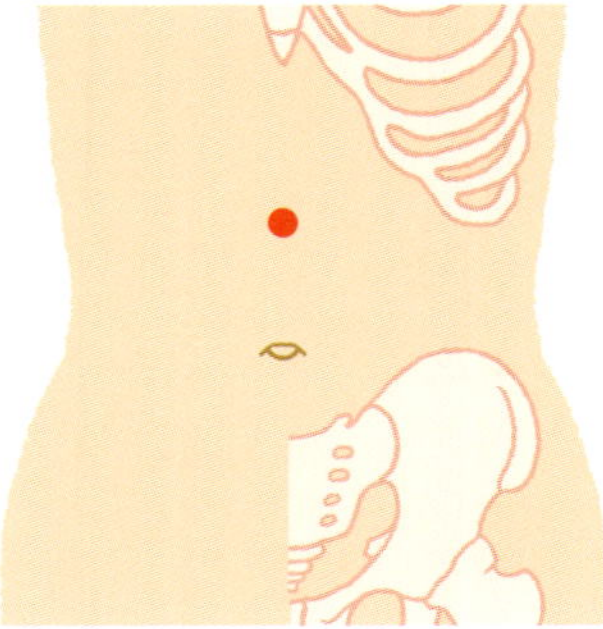

帰来

きらい

おへそから手の指5本分下で、左右外側に指2本分離れた部分。

名前の由来は…

「帰」は「かえる」、「来」は「戻る」の意味。「夫の帰来を待って子ができる」といったことから名付けられた。

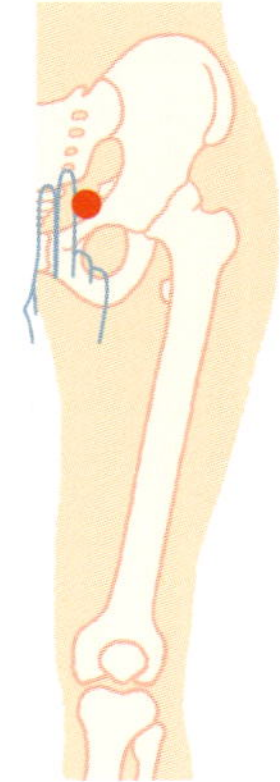

内臓が冷えると免疫力が下がるだけでなく、腹部に脂肪がつき、ぽっこりお腹に…

おへそに手を当てて冷たいと感じる方は、内臓が冷えている状態です。偏った食生活やストレス、女性ホルモンの分泌の乱れなどが原因でお腹が冷えている女性が非常に増えています。

内臓が冷えると、免疫が低下し病気になりやすい上、治りにくく、消化機能の低下で下痢や便秘になる、疲れやすくなる、内臓を守ろうとして腹部に脂肪がつき、ぽっこりお腹にもなりやすいなど、悪影響は様々です。また、白砂糖を使った食べ物（チョコレートやクッキー、ケーキなど）がお好きな方は、甘い物の食べ過ぎにご注意を。食後はいったん血糖値が上がり体温も急上昇しますが、下がり方も急激なので、冷えの強い人は余計に冷えてしまいます。お腹が冷えている時は、冷たい飲み物や夏野菜、サラダは控えめに。根菜類などの冬の野菜を使った温かい食べ物がお薦めです。

志室

しします

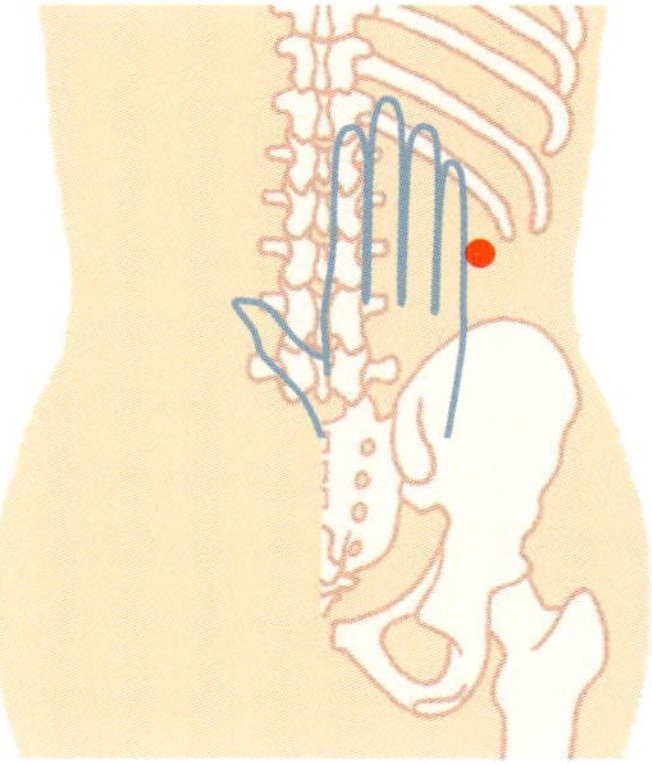

おへその裏の背骨の出っぱりから指4本分外側。

名前の由来は…

「志」は「意志、腎に宿る精神作用」、「室」は「部屋」の意味。志が宿る腎経の重要な穴であることから名付けられた。

腰陽関

こしようかん

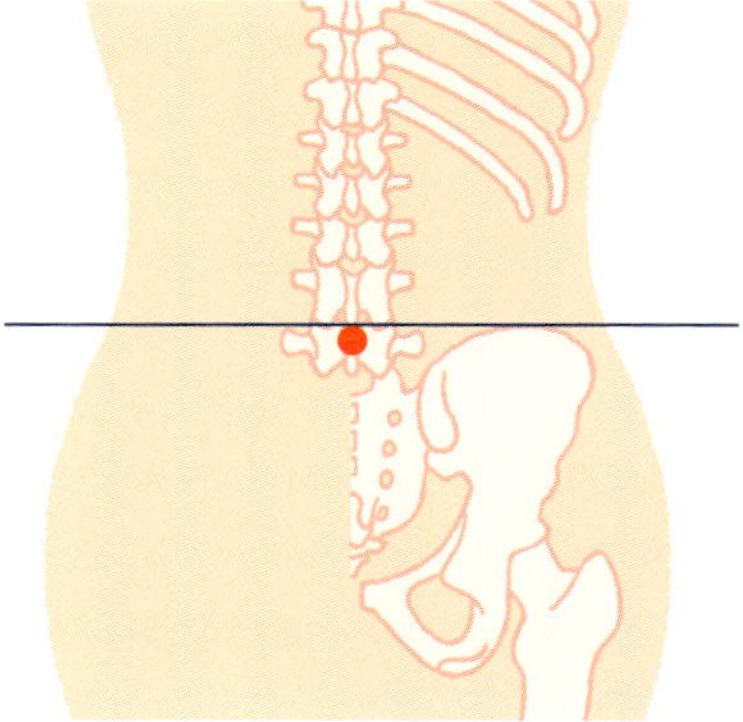

腰の左右にある大きな腸骨の最上部を結んだ高さの背骨の出っぱりの下の部分。

名前の由来は…

「腰」は「腰」、「陽」は「陽気」、「関」は「関所、重要な場所」の意味。「腰にある陽気が出入りするツボ」ということから名付けられた。

お腹の冷えを東洋医学的に考えると…

体内で熱を作り出す力が弱く、胃腸虚弱型で下痢をしやすかったり、女性ホルモンが不安定で冷えやすい方は、まずは内臓の働きから改善しましょう。胃腸の働きを高めることで内臓が熱を作り出す力をサポートをする中脘、女性ホルモンが不安定で冷えやすい場合は帰来や志室、慢性的なお腹の冷えには腰陽関がお薦めです。冷房や気温の影響や薄着で冷えている場合もあるので、服装を工夫したり、腹巻で保温を。腹巻は冬のものというイメージがあるかもしれませんが、シルク素材のものを選んでいただければ、1年中使用できます。

お腹が冷えると背中が張ったり、首肩コリや頭痛も起こりやすくなるので、常にお腹は温かい状態をキープしましょう。

CHAPTER 36

不妊症

陰交《いんこう》

おへそから親指1本分下の部分。

名前の由来は…

「陰」は「陰脈」、「交」は「まじわる」の意味。陰交のこの場所で任脈や腎経といった経絡が交わることから名付けられた。

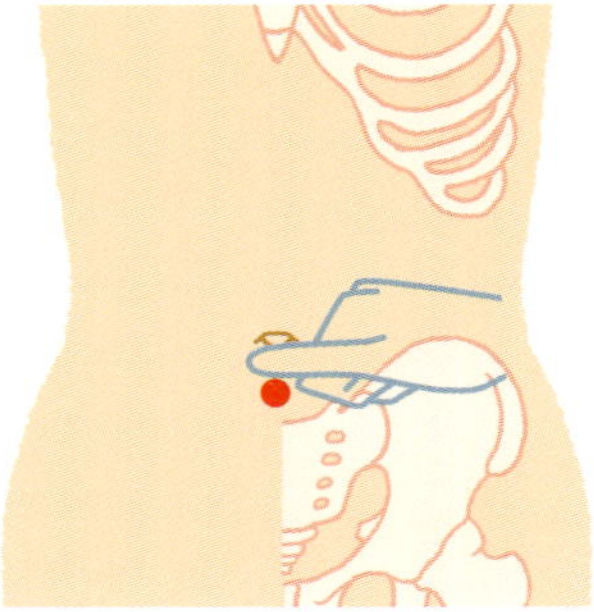

腎兪《じんゆ》

おへその裏の背骨の出っぱりから指2本分外側。

名前の由来は…

腎の経気が巡る所で、腫の病に効くことから名付けられた。

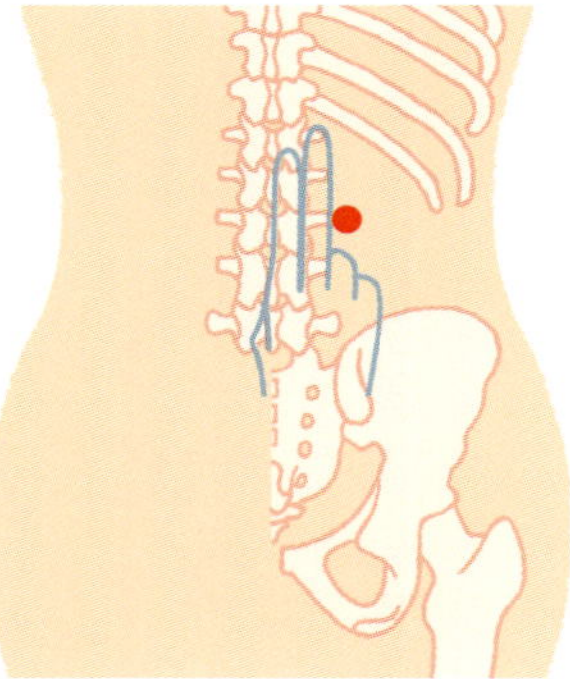

日常的には、下半身を冷やさないようにすることが、第一

結婚して2年以上経っても妊娠しない場合を、一般的に〝不妊症〟といいます。男性側に問題がある場合もありますが、女性側に原因がある場合は、排卵障害、卵管や子宮の異常なども考えられます。しかし、原因が特定できない〝原因不明不妊〟の場合も多く、「なかなか妊娠できない…」と、ストレスにもつながりかねません。

日常的に気を付けなければいけないのは、下半身の冷えです。子宮や卵巣は冷えの影響を受けやすく、冷えからくる血行不良によって栄養や熱が十分に婦人科系の器官に届かないと、ますます冷えるという悪循環に。また、自律神経が乱れるとホルモンバランスも乱れ、排卵が正しく起こらず、妊娠しにくくなります。35歳を過ぎると高齢出産になり、年齢が高くなるほど妊娠しにくくなると考えられていますので、放置せずに、早めに医師に相談を。

三陰交

さんいんこう

内くるぶしの出っぱりから指4本分上の骨の際で、押して痛みを感じる部分。

名前の由来は…

脾経と肝経と腎経という3つの陰の経絡（気の通り道）が交わる所にあるため、1つで3つの経絡を疎通する効果がある。

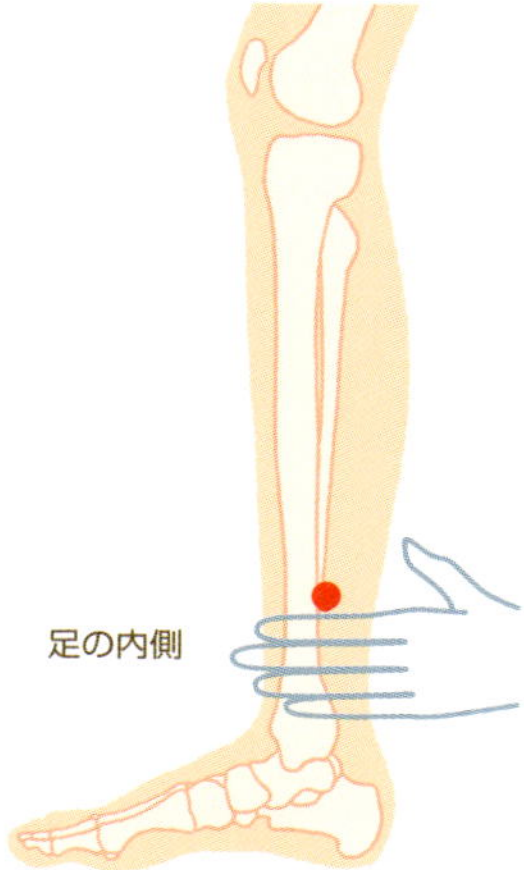

照海

しょうかい

足の内くるぶしから親指1本分下にあるくぼみの部分。

名前の由来は…

「照」は「明らか、照らす」、「海」は「物事が集まる所」をあらわし、「明らかに邪気が集まる所」を意味している。腎虚に有効なツボ。

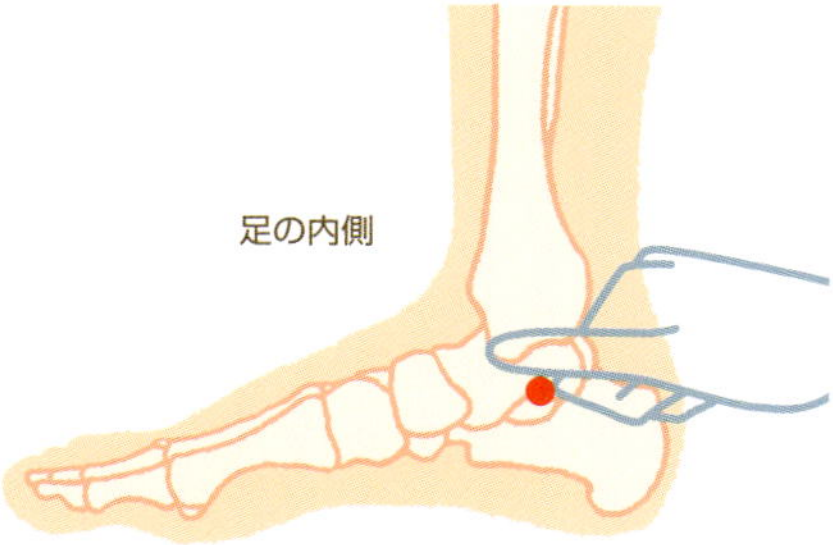

不妊症を東洋医学的に考えると…

基礎体温や月経周期の乱れがないのに、なかなか妊娠しない…。このようなお悩みで鍼灸院に来院される方が増えています。ストレス、冷え、疲労は、赤ちゃんを迎え入れる子宮の働きにも影響します。下腹部の冷えや瘀血《おけつ》の改善のために陰交、生殖機能を主《つかさど》る「腎」の機能を高める腎兪、子宮の働きを整える三陰交、足の冷えやストレスによる不眠などには照海がお薦めです。不妊症の方は足の内ももが冷えているケースも多いですが、足の内ももは骨盤内の血行と関係があり、太ももが冷えている時は骨盤内の血流も悪い状態です。

また、ストレスや精神不安を感じると、呼吸が浅くなります。深い呼吸は全身の血行を促し、気持ちを穏やかにしてくれるので、お腹を動かす腹式の呼吸で、深く呼吸することを意識してみてください。

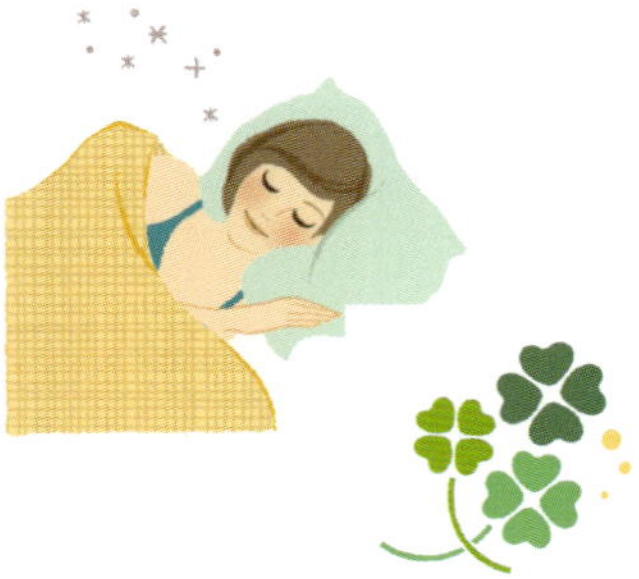

PART 3

美容に役立つツボ

CHAPTER 37

薄毛

天柱《てんちゅう》

首のうしろの髪の生え際で、２本の太い筋肉（僧帽筋）の外側のくぼみ。

名前の由来は…

天柱の「天」は「頭」、「柱」は「柱」の意味。天柱は頭部を支える柱のような重要なツボといった意味から名付けられた。

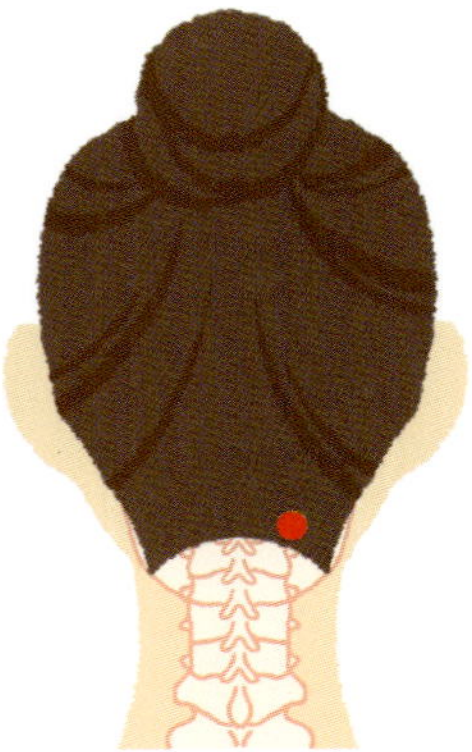

太淵《たいえん》

手の平を上にして親指側の手首にできるシワの端で脈打っている部分。

名前の由来は…

「太」は「大きい」、「淵」は「深い」という意味から名付けられた。気が深く集まる所を示す。

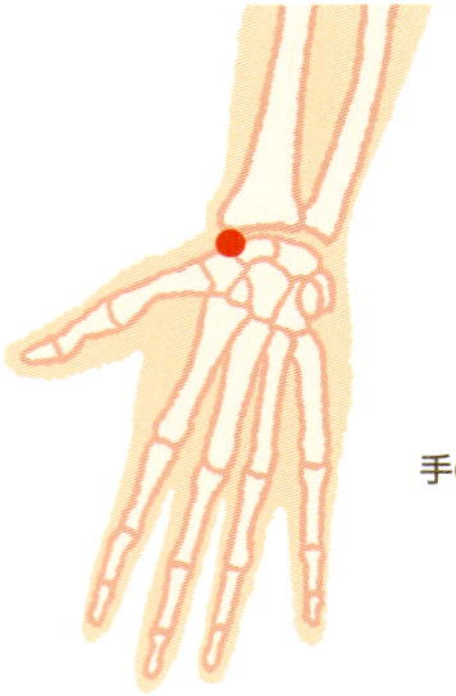

手の平側

若い人の薄毛はストレスや無理なダイエットが原因

最近は男性だけでなく、女性でも薄毛についてお悩みの方が増えています。薄毛＝加齢によるものと考えがちですが、ストレスや無理なダイエットによって若い方でも起こることがあり、その場合はむしろ女性のほうが深刻に考えがちです。

正常な状態でも髪は1日に50～100本程抜けると言われていますが、急にお風呂の排水溝が詰まるようになったり、ブラッシングの時に毛が絡むようになったと感じたら、抜け毛が増えているサイン。

加齢以外の原因としては、血行不良で毛根に栄養が届かない、ホルモンの影響で毛の成長が阻害されている、毛穴に余分な脂が詰まって抜けてしまうなどがありますが、タバコや睡眠不足なども悪影響。過剰なストレスは血行不良の原因となるので生活習慣を見直すだけでも抜け毛の予防になります。

腎兪

じんゆ

おへその裏の背骨の出っぱりから指2本分外側。

名前の由来は…

腎の経気が巡る所で、脾の病に効くことから名付けられた。

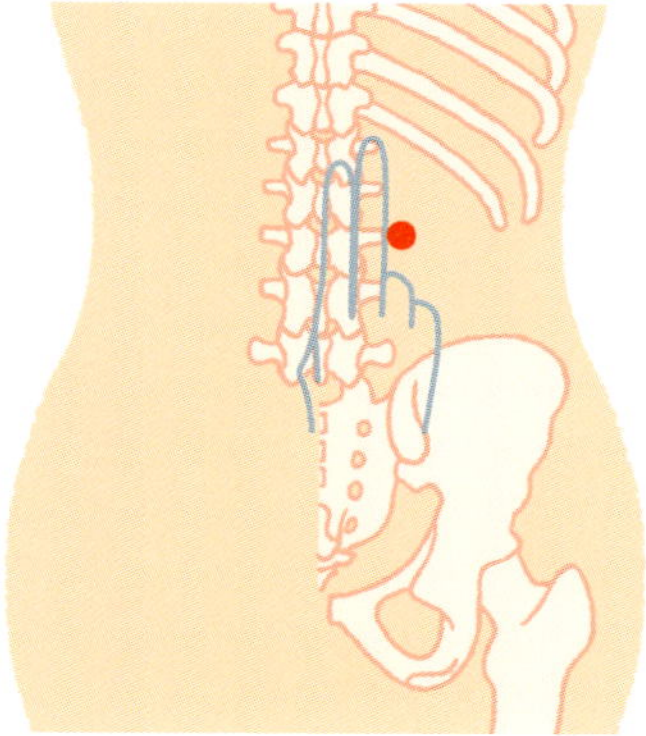

湧泉

ゆうせん

足の裏の土踏まずの最もくぼんだ部分。
足指を曲げるとできる「人」型のシワの下。

名前の由来は…

「気血が泉のように湧いてくるツボ」ということで、名付けられた。

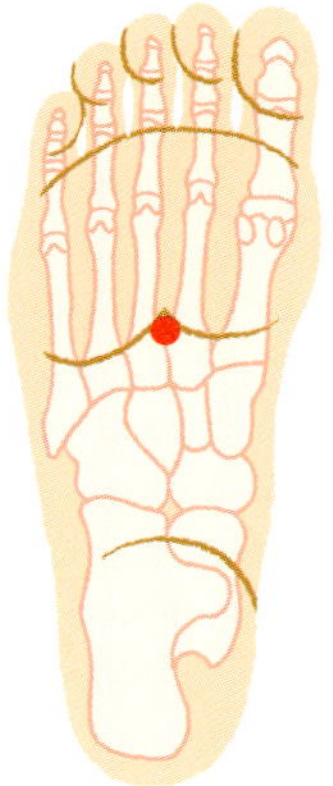

薄毛を東洋医学的に考えると…

東洋医学では、髪は「血」の余りであり、血は「肝」に蓄えられるので、ストレスの影響で肝の不調が生じると抜け毛や薄毛につながると考えます。また、老化による薄毛は「腎」が不足すると起こりやすいので、腎を整えることで髪にも栄養が行き届くようにします。首から頭皮への血行促進のために天柱を揉みほぐしましょう。ストレスで頭皮が硬くなると、髪に栄養が行き届きにくくなりますので、ブラシで軽く頭皮を叩いたり、頭皮マッサージするのも効果的です。また、湧泉、腎兪は老化による身体の疲れの改善にもつながります。特に湧泉は腎の疲れがあると、ツボが深くくぼむため、腎気を補うためにも、ツボを刺激したりお灸をするのはお薦めです。

CHAPTER 38

足のむくみ

陰陵泉

いんりょうせん

膝の内側下方にある低い骨（脛骨内側顆）の下のくぼみ。内くるぶしからまっすぐ上に指をすり上げて、止まった部分。

名前の由来は…

足の内側にあり、「気血が泉のように湧いている丘」ということで、名付けられた。

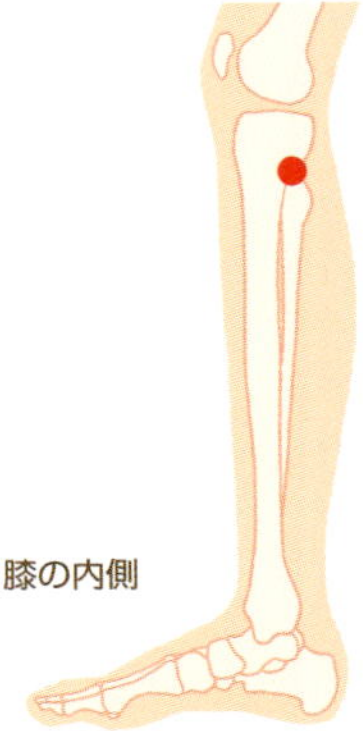

太谿

たいけい

内くるぶしの出っぱりとアキレス腱の中央の陥凹部分。

名前の由来は…

「太」は「大きい、盛ん、重要」、「谿」は「渓谷、くぼみ」を意味し、生命エネルギーが渓流となって注ぐ重要なツボということから名付けられた。

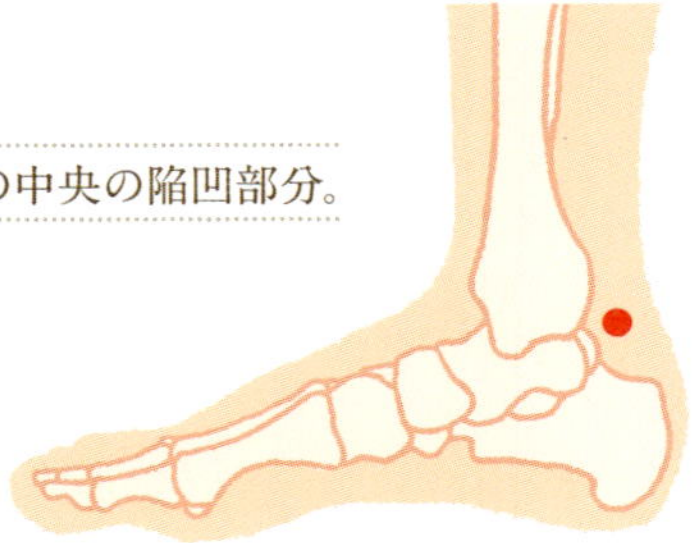

心臓からの距離だけでなく、骨盤のゆがみや冷えも、足のむくみにつながる

むくみとは主に血管や神経などが走る皮下組織に水が溜まった状態です。静脈やリンパ管の流れが滞ることで血液や体液、老廃物が流れず、心臓からもっとも遠く離れた足に溜まりやすくなります。もともと水は上から下に流れるという性質がありますので、上半身に比べて下半身のほうが水分は滞りやすいのです。また、骨盤が開いていると鼠蹊部のリンパの流れに滞りが生じますので、下半身のむくみの改善には骨盤のゆがみを整えることも大切です。

全身の筋力の⅔を占める下半身の筋肉を刺激することで足のむくみを予防できますので、ウォーキングやストレッチはお薦めです。できるだけ下半身の筋肉を動かしましょう。また、骨盤内の血行を悪くしてしまいますので、下半身が冷えるような服装は避けましょう。

関元

かんげん

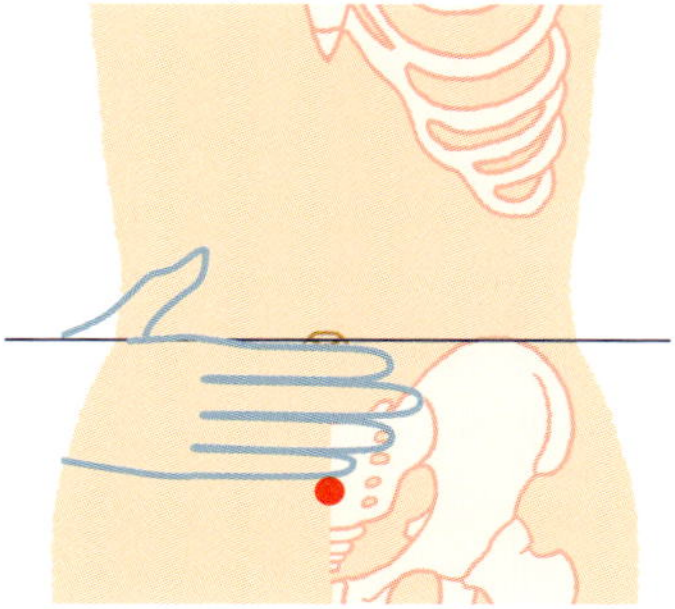

おへその中央から指4本分下の部分。

名前の由来は…

「関」は「関所」、「元」は「元気」を意味する。つまり、身体が元気になるための力が集まる重要なツボということから名付けられた。

陽陵泉

ようりょうせん

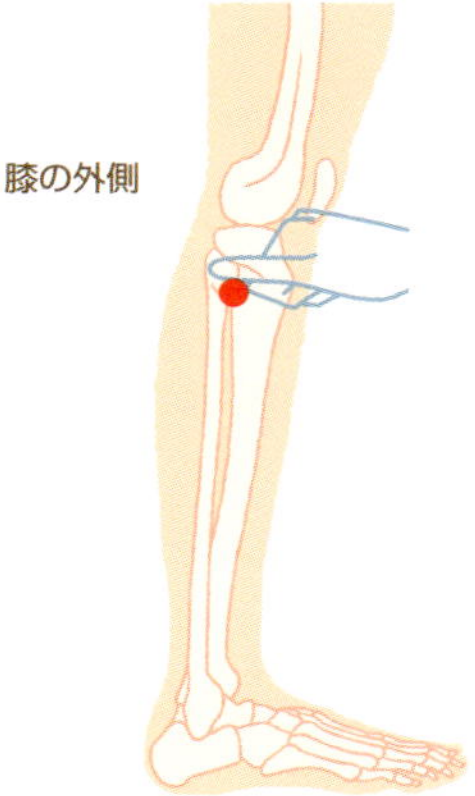

膝の外側の骨の出っぱりから親指1本くらい下のくぼみの部分。

名前の由来は…

「陽」は「外側」、「陵」は隆起である「腓骨頭」を指し、「泉」はその前下方の陥凹部を指す。

足のむくみを東洋医学的に考えると…

東洋医学では、足のむくみは内臓と関係があり、「腎」と「脾」の働きが低下して起こると考えます。腎臓の水分代謝力が低下すると、余分な水分を溜めこむため、冷えによる症状に効果的な陰陵泉や太谿、腸の働きを高める関元で身体に溜まった余分な水分の代謝を促しましょう。また、「脾」の滞りを改善し、足の筋肉の疲れを緩和する陽陵泉も刺激してください。陽陵泉は胃腸の働きを活発にします。足のむくんだ状態が長く続くと、皮下組織内に老廃物が蓄積し、細胞が変異してセルライトになって足が太くなってしまいます。むくみを放置せず、その日のむくみはその日のうちに。早めのケアが大切です。

CHAPTER 39

食欲がありすぎる

ストレスによって分泌された食欲促進ホルモンが過剰な食欲の原因

食欲が増加する原因はいくつか考えられますが、深く関係しているのはストレスです。食欲を調整している満腹中枢の働きがストレスによって乱れると、食べ過ぎや食欲不振を招きます。さらに、食事を始めると脳からドーパミンというホルモンが分泌され食欲が湧くのですが、このドーパミンはストレスによっても分泌されます。過剰な食欲は、リラックスしたいという身体からのサインです。また、ケーキやチョコレートなどの白砂糖でできた食べ物は脳への栄養素となるため、脳が疲れていると自然と甘い物を欲するのですが、糖分が一気に吸収されて血糖値が急上昇するため、インシュリンの分泌が追い付かず、膵臓に負担がかかり、身体が疲れやすくなります。ある程度の食欲は無理に抑えようとせず、好きな物を少し食べるなどで気持ちを満足させてあげることも大切です。

内関

ないかん

手の平側の手首の横ジワの中央から指3本分肘側で、親指側の腱と次の腱との間。

名前の由来は…

「内」は「内側」、「関」は「出入りの要所」の意味。内側にある関所ということから名付けられた。

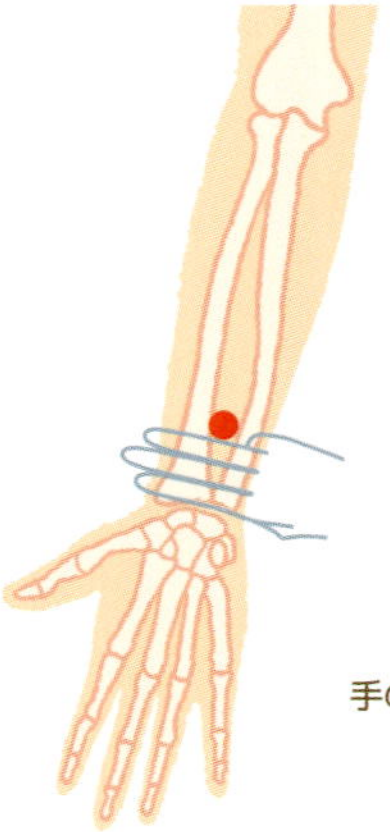

手の平側

飢点

きてん

耳の前の小さな骨のふくらみの、やや下の部分。

名前の由来は…

「飢えを解消する」という意味。食欲を抑え、過食にならないようにするツボとして有名。

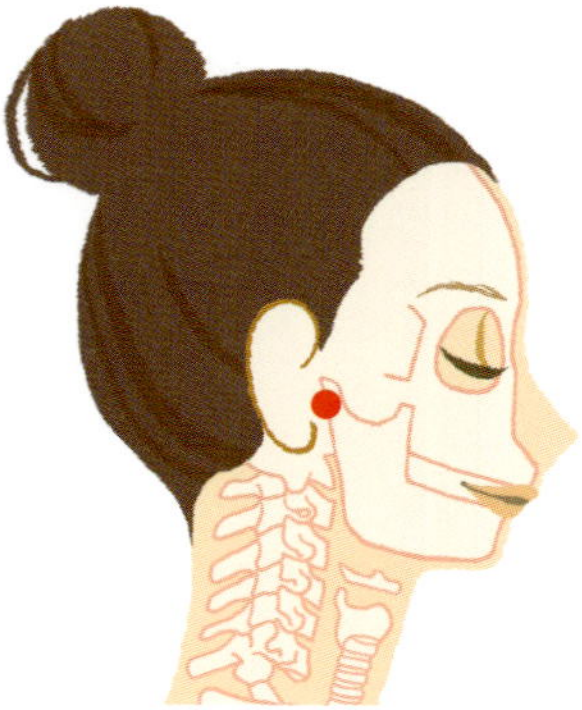

労宮《ろうきゅう》

手を軽く握って、中指と薬指の指先が手の平にあたるところの中間。

名前の由来は…

「労」は「過労、労働」、「宮」は「集まる」の意味。過労の時に反応が集まるツボということから名付けられた。

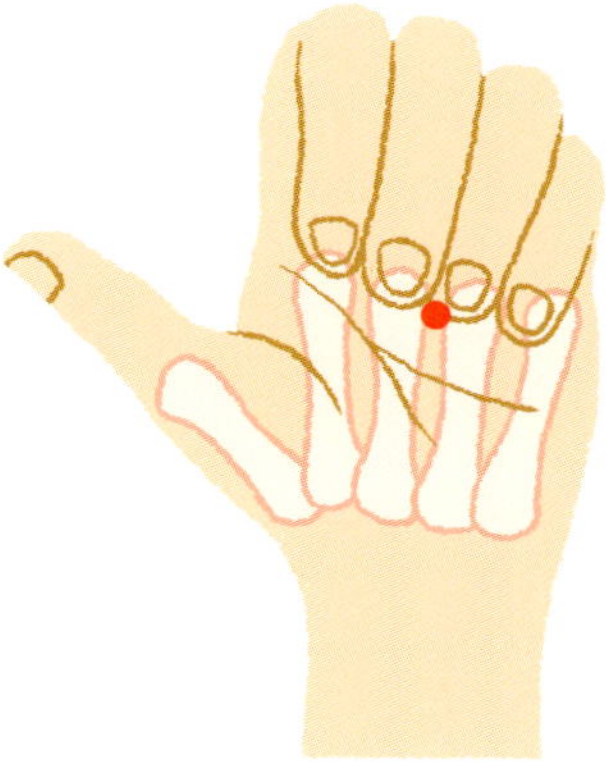

陽陵泉《ようりょうせん》

膝の外側の骨の出っぱりから親指1本くらい下のくぼみの部分。

名前の由来は…

「陽」は「外側」、「陵」は隆起である「腓骨頭」を指し、「泉」はその前下方の陥凹部を指す。

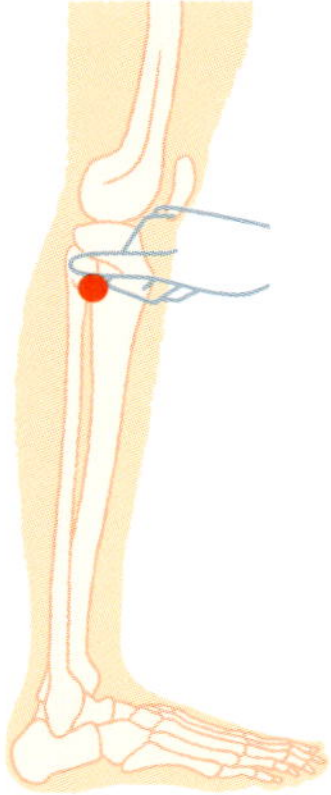

食欲がありすぎるを東洋医学的に考えると…

人間は一日の中で緊張（交感神経優位の活動的な状態）と弛緩（副交感神経優位のリラックスした状態）を繰り返します。この緊張と弛緩のバランスが崩れると、食欲があり過ぎる、食欲低下、睡眠障害などが起こります。食べるという行為は、一時的に身体の筋肉を緩めてくれるので、緊張状態が続いた後に食べると、リラックス状態になると言われています。乱れた自律神経を整えることで過剰な食欲を抑制する内関や飢点、全身の血の巡りを良くしてストレスによる緊張を和らげる労宮、過剰に出すぎる胃酸を抑えてくれる陽陵泉を少し強めに押してみてください。また、よく噛むことでも脳の満腹中枢は刺激されます。

CHAPTER 40

ダイエット（肥満）

老化や冷えなどによる基礎代謝の低下だけでなく、自律神経の乱れも肥満につながる

男女問わず、年齢とともに太りやすくなったと感じる方は多いでしょう。私たちの身体は老化によって徐々に筋力が低下していき、40代位から基礎代謝が落ちるので、若い頃と同じ食生活を続けているとカロリーの摂取オーバーになってしまうのです。しかも、細胞やホルモンの機能も低下するので、さらに代謝が悪くなります。また、更年期の女性は自律神経が乱れて食欲が過剰になり、肥満につながる場合もあります。

一方、若い女性で多いのが、冷えやむくみで代謝が落ちて脂肪がつきやすくなるパターンです。あまり食べていないはずなのに脂肪が落ちない、という方は、冷え性や足のむくみを改善しましょう。逆に、暴飲暴食をしてしまう方は、自律神経が乱れて過食にならないよう、イライラをため込まないことが大切です。

内関
ないかん

手の平側の手首の横ジワの中央から指3本分肘側で、親指側の腱と次の腱との間。

名前の由来は…

「内」は「内側」、「関」は「出入りの要所」の意味。内側にある関所ということから名付けられた。

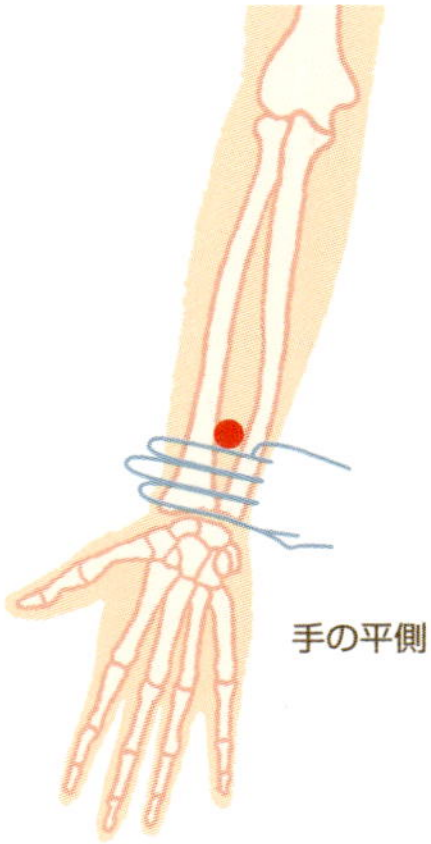

身柱
しんちゅう

首を前に曲げると出る背骨の出っぱりから下に数えて３つ目と４つ目の出っぱりの間の部分。

名前の由来は…

「身」は「身体」、「柱」は「はしら、支えるもの」を意味し、このツボは肩甲骨の中央にあり、身体を支えていることから名付けられた。

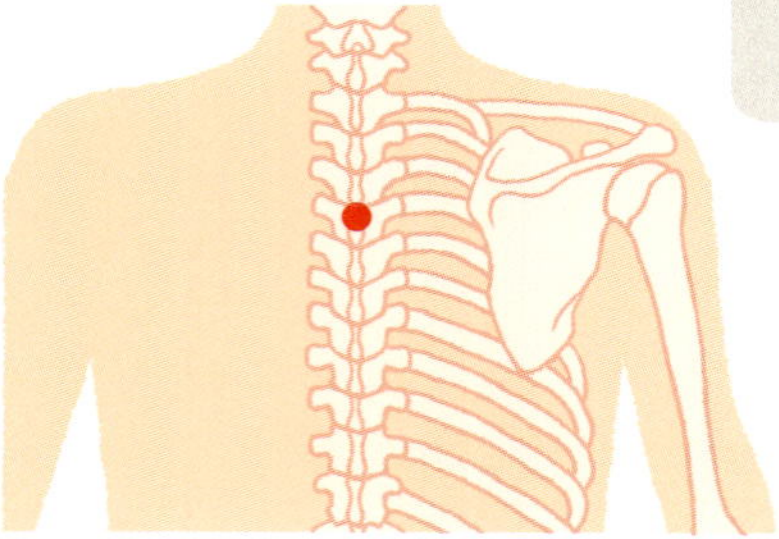

巨闕

こけつ

おへそとみぞおちの直線上で、みぞおちにある尖った骨（剣状突起）の指３本分下の部分。

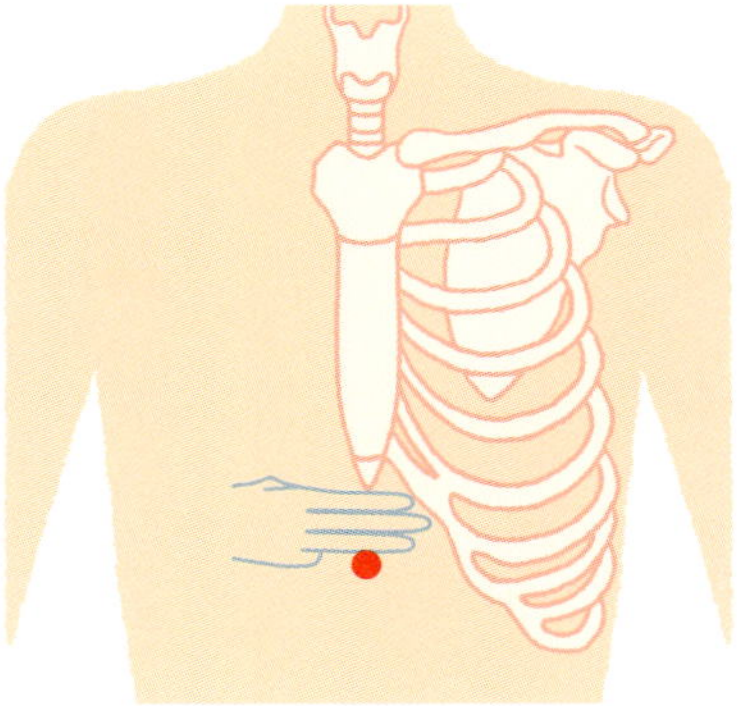

名前の由来は…

「巨」は「心の臓」、「闕」は「宮中」の意味。宮中のように尊い場所で、心の状態を察し、循環器系の疾患を主《つかさど》る重要なツボということから命名。

志室

ししつ

おへその裏の背骨の出っぱりから指４本分外側。

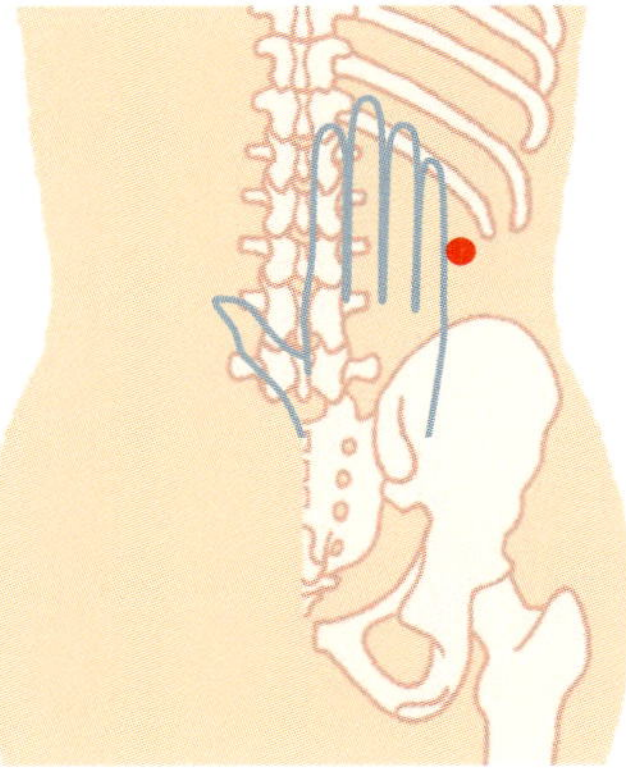

名前の由来は…

「志」は「意志、腎に宿る精神作用」、「室」は「部屋」の意味。志が宿る腎経の重要な穴であることから命名。

肥満を東洋医学的に考えると…

東洋医学では、生命活動は3つの要素「気」「血《けつ》」「津《しん》」のバランスで成り立っていると考えます。

気が不足すると、エネルギー不足で消化や新陳代謝が低下し、脂肪をため込みやすくなります。「血」が不足すると、血流が滞ってコレステロール値が高くなり、「津」の働きが低下すると、水の代謝が低下し、むくんだり水太りしやすくなります。

食欲が出過ぎてしまうストレス太りには、自律神経を整える内関やメンタルに効く身柱、お腹ぽっこりを予防する巨闕、水太りタイプには水分の循環を促し、生命力を高める志室がお薦めです。

無理な食事制限をするのではなく、自分の身体が現在どのような状態にあるかを見つめ直し、根本から改善していくことが大切です。

CHAPTER 41

代謝を上げる

エネルギーを使う筋肉が少ないと代謝も下がるので、運動によって筋力をつける

新陳代謝とは、古いものを捨てて新しいものに生まれ変わる、生命活動そのもののことです。代謝が低下すると、汗をあまりかかない、肌の再生ができないので肌荒れや肌の老化が進む、太りやすくなるなど、さまざまな不調が現れます。人間は血管とともに老いるといわれており、脂肪分の多い食べ物や身体の冷え、筋力の低下によって血流が悪くなることでも代謝が落ちてしまいます。

また、自律神経が代謝を調節しているので、ストレスによって自律神経の働きが乱れることでも代謝は低下し、筋肉も萎縮します。適度な運動がお薦めですが、身体を動かすことがあまりお好きでない方も、肩甲骨を意識しながら肩を回すストレッチを。肩甲骨や肩甲骨周辺には脂肪を燃焼しやすくする褐色脂肪細胞が集まっており、肩甲骨の動きがよいと、むくみやセルライトの予防にもなりますよ。

中脘《ちゅうかん》

みぞおちとおへその中間部分。

名前の由来は…

中脘は胃の中央部にあり、古代人は「胃」を「脘」といったことから、名付けられた。

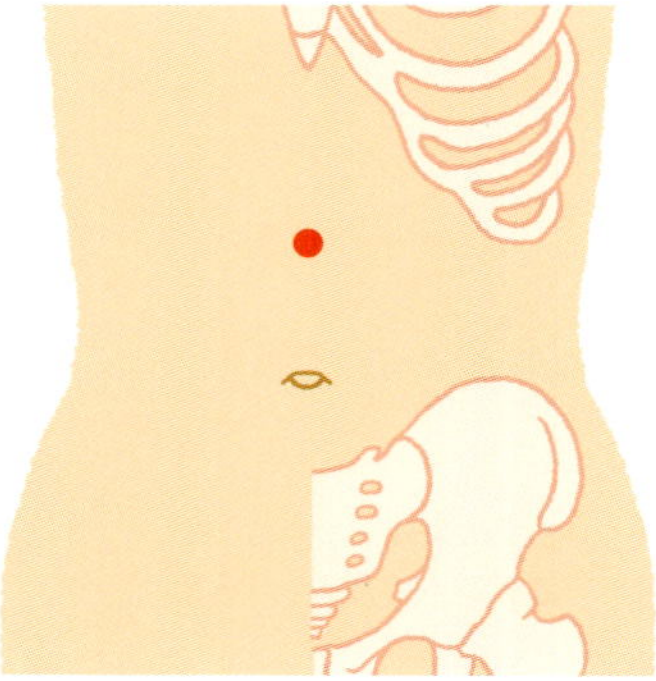

気海《きかい》

おへその中央から指２本分下の部分。

名前の由来は…

（原）気の集まる海という意味で、元気の変動の集中するツボということから名付けられた。

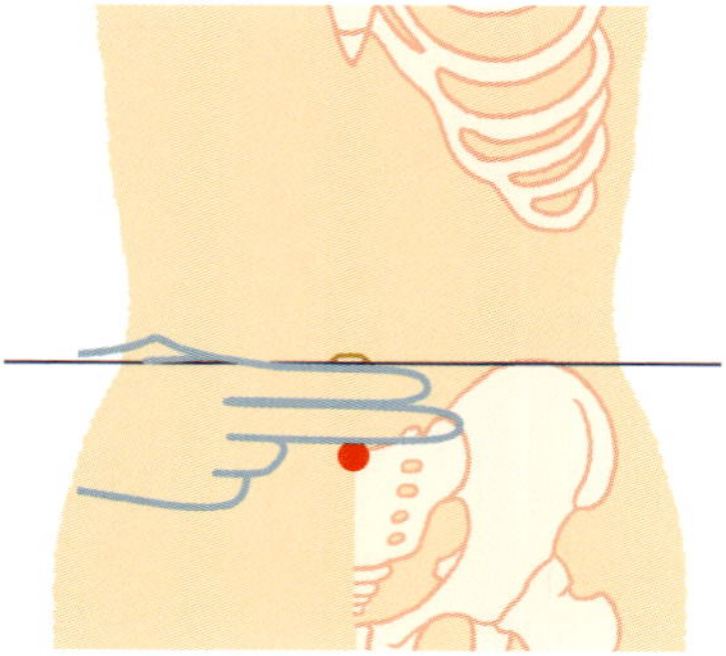

関元

かんげん

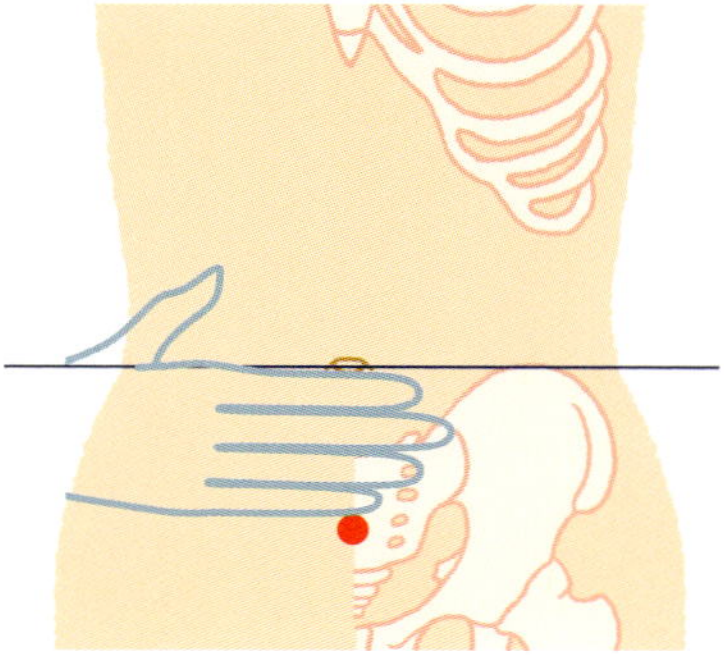

おへその中央から指4本分下の部分。

名前の由来は…

「関」は「関所」、「元」は「元気」を意味する。つまり、身体が元気になるための力が集まる重要なツボということから名付けられた。

身柱

しんちゅう

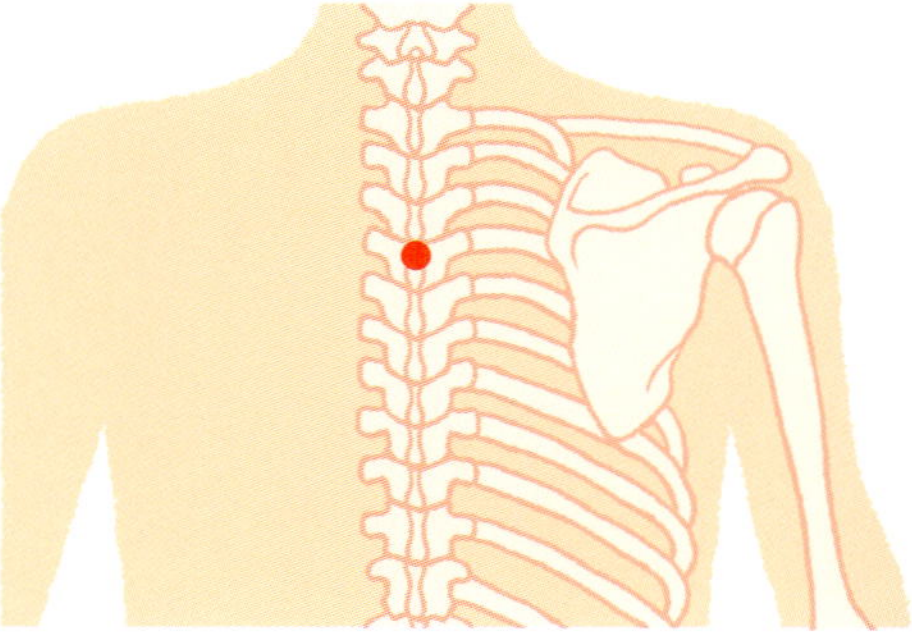

首を前に曲げると出る背骨の出っぱりから下に数えて3つ目と4つ目の出っぱりの間の部分。

名前の由来は…

「身」は「身体」、「柱」は「はしら、支えるもの」を意味し、このツボは肩甲骨の中央にあり、身体を支えていることから名付けられた。

代謝を東洋医学的に考えると…

東洋医学では、「肝」と「腎」の働きが低下すると、解毒や老廃物の排出が滞り、新陳代謝が低下すると考えられています。「肝」の働きをよくする食べ物は緑黄色野菜。ホウレンソウや小松菜、春菊やパセリ、ニラなどの食物繊維の多い野菜がお薦めです。また、「腎」の働きを高めるのは黒い食べ物です。黒豆、黒米、そば、海藻（昆布やひじき）、ごぼう、きくらげを積極的に摂りましょう。

ツボは、内臓の働きを高める中脘、冷えを予防し、免疫力を高める気海、元気のツボ関元、新陳代謝を促す身柱を刺激してください。褐色脂肪細胞が刺激されます。ただし、ツボだけを押していれば代謝が高まるわけではないので、身体を温かくしたり、動かしたりしながらツボ療法を併用してくださいね。

CHAPTER 42

頬のたるみ

頬の筋肉の衰えが原因。筋肉を動かしたり、マッサージなどで血行をよくする

加齢とともに顔の筋力も衰え、顔の大部分を占める頬が垂れてくると、フェイスラインがもたつき、二重あごに。加えて、頬が下がると毛穴も縦に伸びてしまうので、毛穴が広がったように見えてお肌のハリを感じなくなります。

顔には表情筋という筋肉があり、老化や胃腸の働きの低下、顔のコリやむくみ、頭皮が固くなっていても筋力は衰え、頬が垂れてきます。また、痩せている人に比べて太っている人のほうが、脂肪の重さにより、たるみが発生しやすくなります。

頭皮や首のコリを改善し、意識的に表情筋を動かすことと、マッサージなどで血行をよくすることで、ある程度のたるみやほうれい線の予防につながります。

中脘《ちゅうかん》

みぞおちとおへその中間部分。

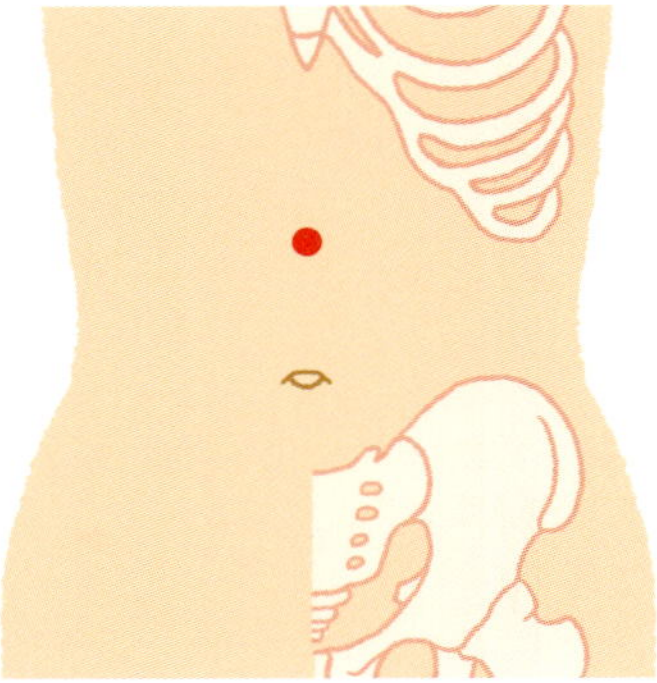

名前の由来は…

中脘は胃の中央部にあり、古代人は「胃」を「脘」といったことから、名付けられた。

公孫《こうそん》

足の内側の中央で、土踏まずの1番高くなった部分。足の甲と足の裏の肌の色が変わる部分。

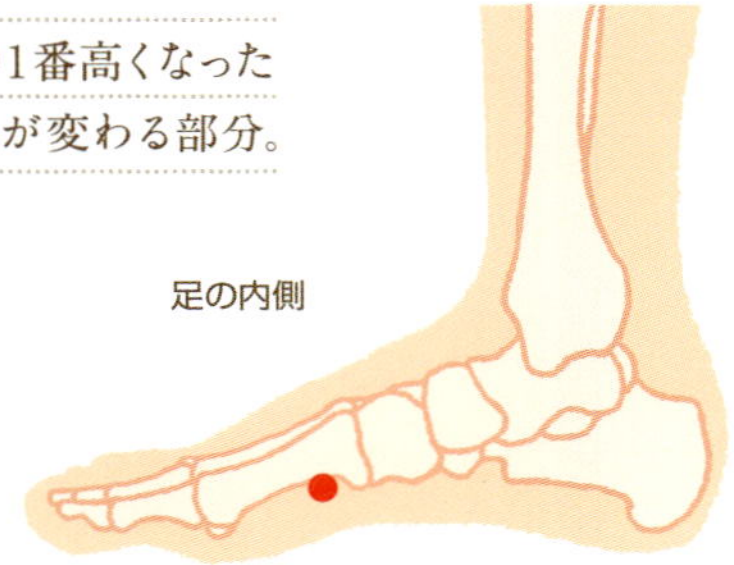

名前の由来は…

黄帝の姓に由来する。公孫が属する経絡である脾経は陰陽五行では中央に位置し四方を灌漑しており、古代中国に君臨していた黄帝に例えられた。

翳風

えいふう

耳たぶの後ろにある、口を開けるとちょうどくぼむ部分。

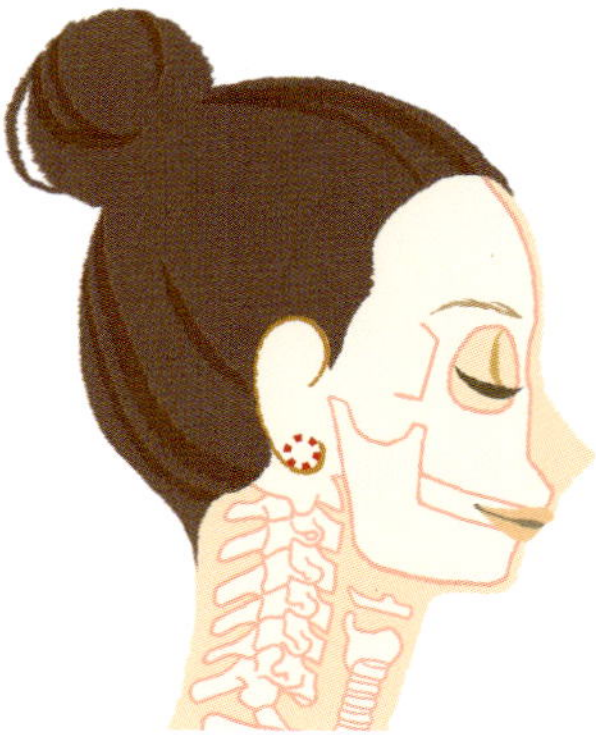

名前の由来は…

「翳」は「羽でできた扇子」の意味。「羽扇子」は耳に形が似ているので「耳」に例えられ、このツボは風邪の侵入を防ぐとともに耳の疾患を治すツボということで名付けられた。

上廉泉

かみれんせん

あごの真下のちょっとへこんだ部分。

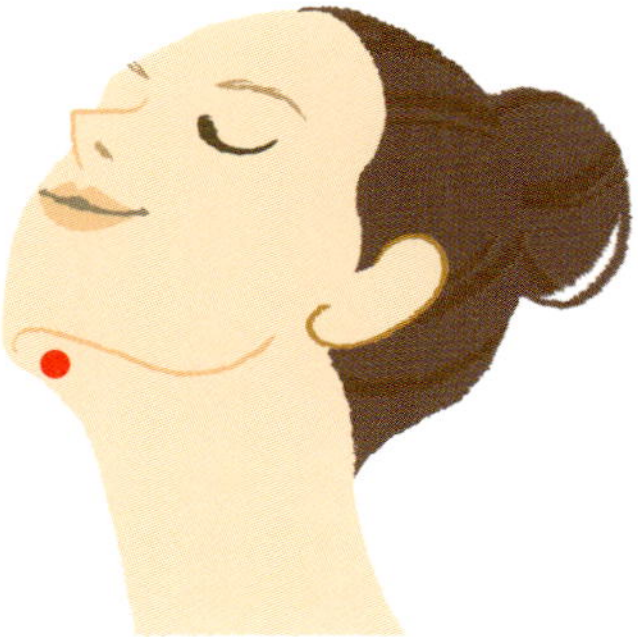

名前の由来は…

「廉」は「すみ」、「泉」は「水源」の意味。任脈は廉泉の上にあり、「泉のごとく経水の湧き出ずる所」であることから名付けられた。

頬のたるみを東洋医学的に考えると…

東洋医学では、肌は「脾」が主《つかさど》ると考えます。「脾」は食物を消化吸収し、肌を栄養する気や血、津液を作ります。頬のたるみは、胃腸で吸収した栄養が顔まで行き届かず、筋肉が栄養失調になって支えきれずに、皮膚が下がりやすくなって起こります。ほうれい線はシワではなく、たるみですので、マッサージや化粧品で改善を試みても、胃腸の調子が悪いと時間の経過とともに戻りやすくなります。胃の働きを高める中脘、食欲不振や疲れた胃腸の働きを整える公孫で、胃腸の消化・吸収力を高め、皮膚に栄養が行き届く環境を整えることが大切です。また、顔・首コリを改善する翳風、上廉泉を刺激して、お顔への血行を促し、内側から肌の土台を整え、外側からコリをほぐしましょう。

CHAPTER 43

顔のむくみ

就寝前の水分の取り過ぎだけでなく、顔や首のコリによるリンパの流れの滞りも原因となる

朝起きた時にまぶたが腫れぼったい、目の大きさが左右で違う、輪郭がぼやけている…。そんな風に感じたら、顔がむくんでいる証拠。身体の水分は、高い所から低い所に流れるので、立って活動している昼間は足がむくみやすく、横になっている就寝中は顔がむくみやすくなります。

さらに、顔や首のコリによってリンパの流れが滞ると、水分の排出がうまくいかず、滞った水分によって顔がむくみます。むくみを放っておくとそこに皮下脂肪が溜まりやすくなるので、いずれはパンパンのぽっちゃり顔になってしまいます。顔がむくむと、「顔を何とかしなくちゃ」と考えがちですが、首コリや冷えによっても顔はむくむので、首コリの改善も必要です。

翳風

えいふう

耳たぶの後ろにある、口を開けるとちょうどくぼむ部分。

名前の由来は…

「翳」は「羽でできた扇子」の意味。「羽扇子」は耳に形が似ているので「耳」に例えられ、このツボは風邪の侵入を防ぐとともに耳の疾患を治すツボということで名付けられた。

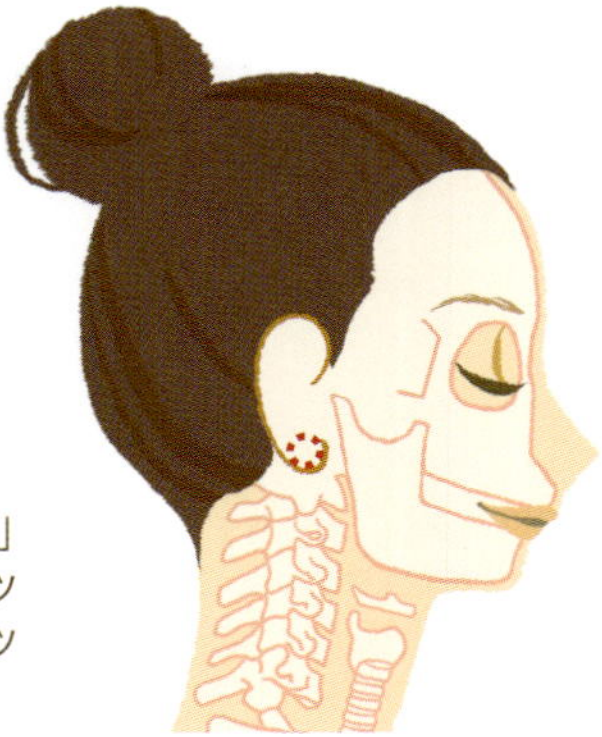

天窓

てんそう

耳の下から首筋に走る太い筋肉（胸鎖乳突筋）の後ろの部分。

名前の由来は…

東洋医学では人体を天・地・人に区別するが、首より上を「天部」といい、天窓も「天部の天」で、「窓」は「まど」の意味。この窓から天部の病気を除き、治療をすることから名付けられた。

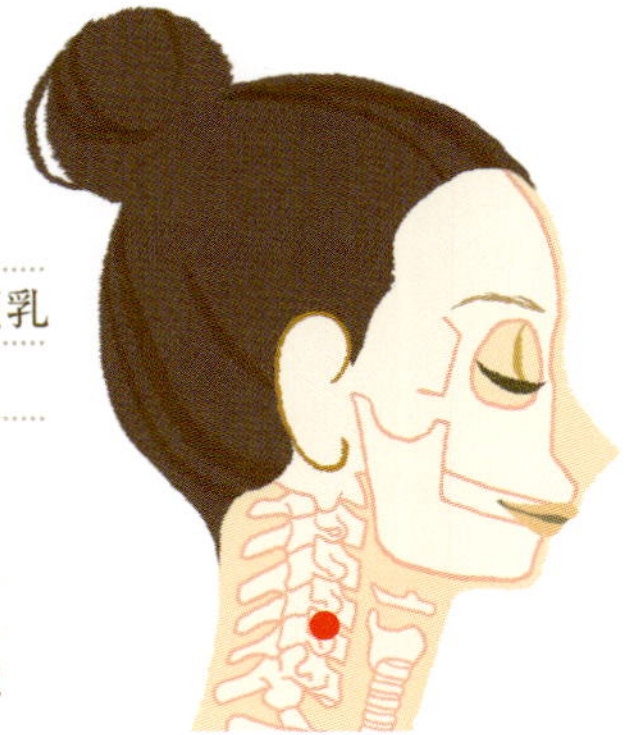

天井

てんせい

肘を曲げた時に肘頭の上方にある大きなくぼみの真ん中。

名前の由来は…

「天」は「天部」、「井」は「泉」の意味。すなわち天部に通じる泉（経水）が湧き出る天部の症状に効果があるツボということから命名。

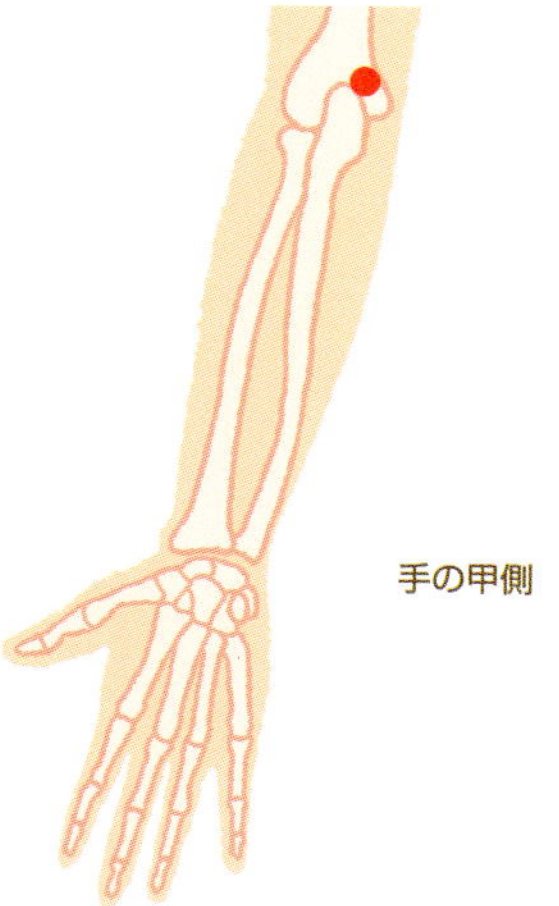

頬車

きょうしゃ

下あごの角の骨から指１本分上内側。押すと響くような痛みがある部分。

名前の由来は…

古代では下あごの骨を「頬車骨」といっていたことから名付けられた。

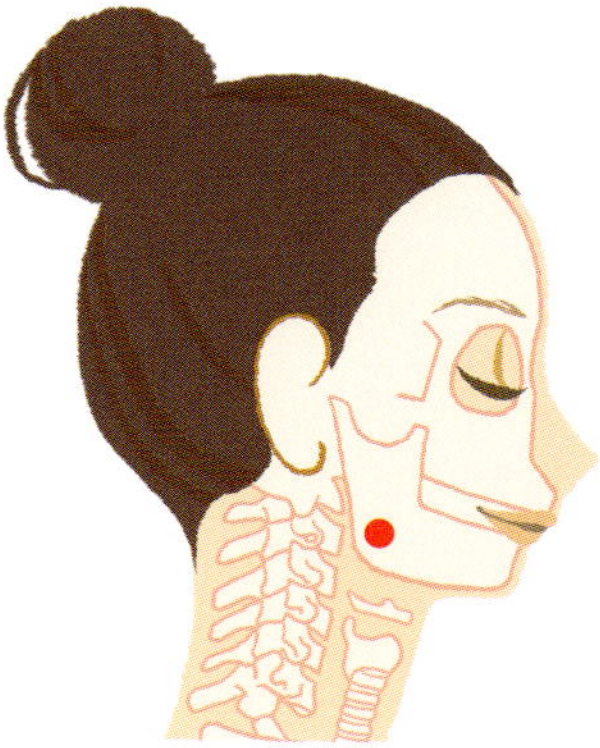

顔のむくみを東洋医学的に考えると…

顔のむくみを自然界に例えると、田んぼに水が溜まり過ぎた状態。余分な水といっしょに古い汚れた水が流れると、田んぼの水は綺麗になりますよね。つまり、首のコリが強くなるとリンパ節から流れるべき老廃物や水分が顔に滞留してしまうため、顔のむくみやくすみが現れやすくなります。

老廃物を流すリンパ節にあたる翳風は、ストレスを感じたり、歯ぎしりなどでコリやすいので、翳風を刺激してむくみケアを。また、首のコリには天窓、天井、顔のコリには頬車がお薦めです。

身体から送られてきた栄養分たっぷりの新鮮な血液が顔にも流れるように、ツボ療法で刺激を与えて、水分代謝を促しましょう。

CHAPTER 44

肌の乾燥

陽池

ようち

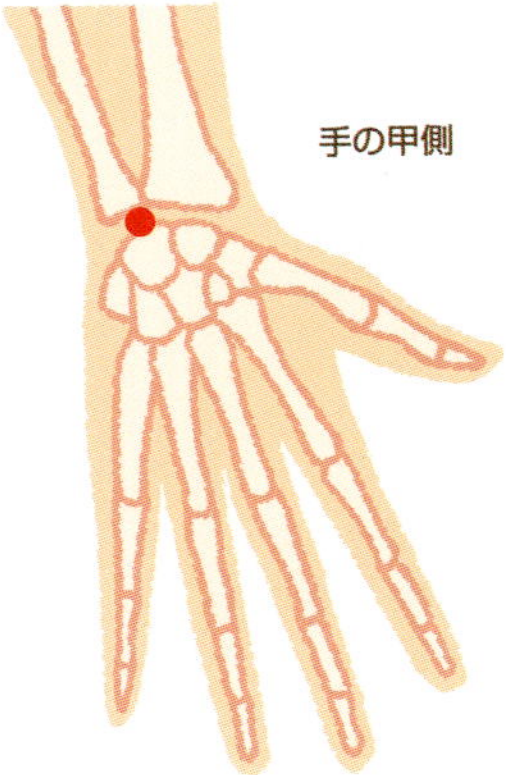

手の甲側の手首を反るとできるシワの真ん中、1番へこんでいる部分。

名前の由来は…

「陽」は「背面、陽の経絡」を、「池」は「くぼみ」の意味。つまりこの陽池は手の背面を走行する陽の経絡で、手関節の中央のくぼみにあるツボということから名付けられた

湧泉

ゆうせん

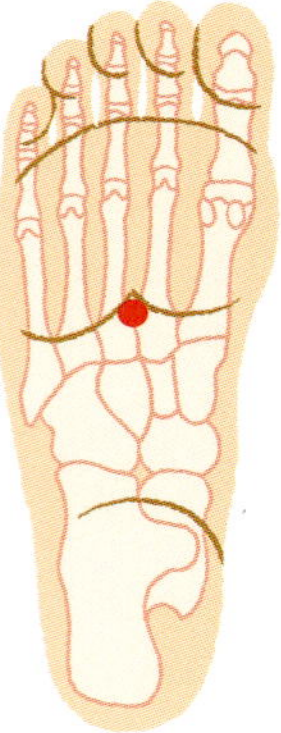

足の裏の土踏まずの最もくぼんだ部分。足指を曲げるとできる「人」型のシワの下。

名前の由来は…

「気血が泉のように湧いてくるツボ」ということで、名付けられた。

環境や加齢によって肌の水分保持力が落ちることが原因

皮脂腺と角質の水分含有量を調整する汗腺とのバランスが適度に保たれて、皮膚が過不足なく潤いを与えている状態が「しっとりとしたお肌」です。乾燥がひどくなると、小ジワやたるみにつながることも。また、肌を潤わせようという身体に備わっているバリア機能が働いて、過剰に皮脂を分泌するとテカリやすくなってしまいます。

寒さなどの環境に加えて加齢も乾燥と密接な関係にあり、女性は30代を境に、皮脂の分泌量が落ち、肌の水分保持力が低下します。ただし、水分保持力は化粧品だけで上げることは難しく、規則正しい食事や睡眠などで細胞の生まれ変わりを促進してあげることが大切です。肌の乾燥はシミ、シワ、たるみなどの原因になるので、放置すると老化を早めることになってしまいます。

太谿《たいけい》

内くるぶしの出っぱりとアキレス腱の中央の陥凹部分。

名前の由来は…

「太」は「大きい、盛ん、重要」、「谿」は「渓谷、くぼみ」を意味し、生命エネルギーが渓流となって注ぐ重要なツボということから名付けられた。

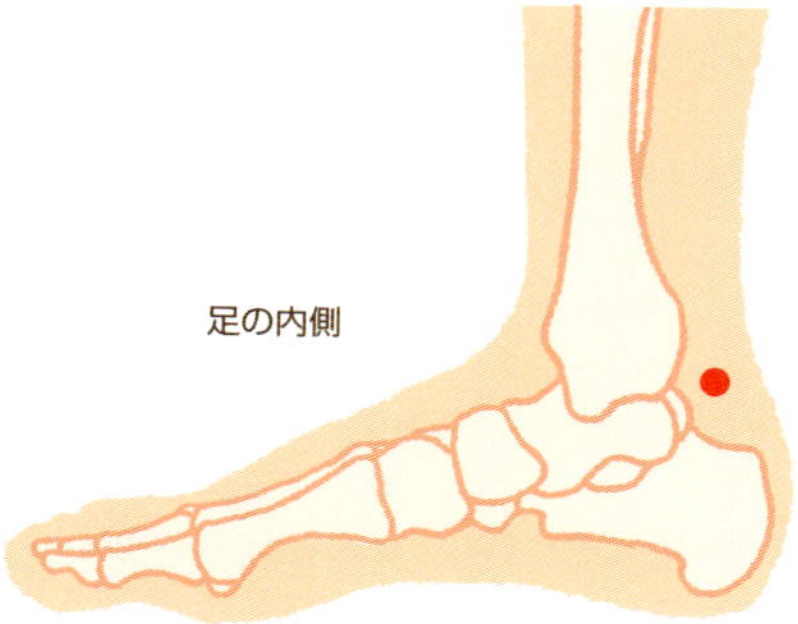

迎香《げいこう》

小鼻の最も出っぱった所の付け根のくぼみ。

名前の由来は…

「迎」は「迎える」、「香」は「かおり」の意味。香りがわからない時にこのツボを押すと臭覚が戻って来ることから名付けられた。

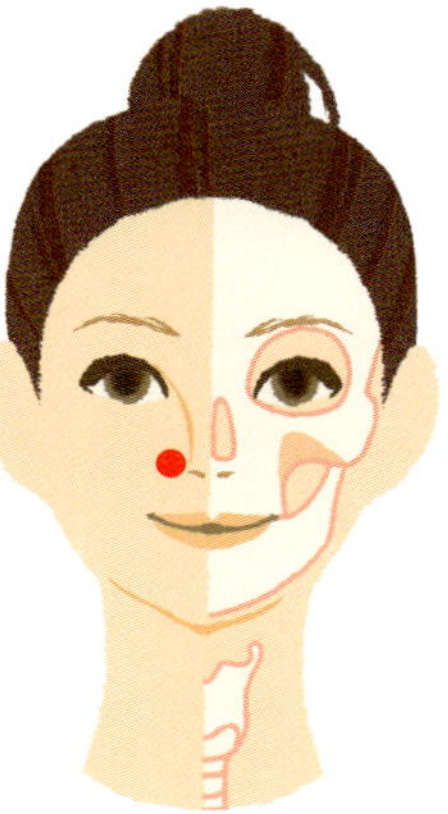

肌の乾燥を東洋医学的に考えると…

肌が潤っている人は、胃腸や肺、子宮などの内臓が元気な人です。皮脂と汗は自律神経がバランスを保つことで維持されていますので、肌の乾燥は肌そのものを保湿することも大切ですが、ストレスを溜めない、下痢や便秘をしないことも大切です。「水」と関係するツボは体内の水分バランスを整えるのに効果的ですので、肌に潤いを与えてくれる陽池、全身の気や水の巡りを促す湧泉や太谿を。鼻のトラブルも肌の乾燥を招くので、鼻の通りをスムーズにして酸素たっぷりの血液を送るために迎香を刺激してください。

また、肌のテカリも、肌が乾燥しすぎているため、潤いを保とうとして油分を過剰に分泌している状態なので、肌の乾燥を改善することが大切です。洗いすぎて「守りの皮脂」まで落とさないように、洗い方にも注意してください。

CHAPTER 45

目元のたるみ

顔や頭皮の血行不良と目の周りの筋力低下に注意

年齢とともに目立ってくる目元のたるみにお悩みの方は多いのでは？　たるみは顔の筋力を鍛えたり、頭皮の血行を促すことで進行を遅らせることができます。

目の周りには眼輪筋というまぶたをささえる筋肉が一つしかありません。衝撃から守るために、私たちの目は「眼窩脂肪」という脂肪に覆われておりますが、加齢により目元の筋力が落ちると、この脂肪を支えられなくなり、目元がたるみます。長時間パソコンや携帯の画面を見る生活を続けていると、まばたきの回数が減って目の筋力が低下し、年齢的には若くても、たるみやすくなります。また、頭皮と顔は同じ皮膚でつながっていますので、頭のコリや血行不良も目元のたるみにつながります。顔だけでなく、頭皮の健康を保つことも大切です。

四白《しはく》

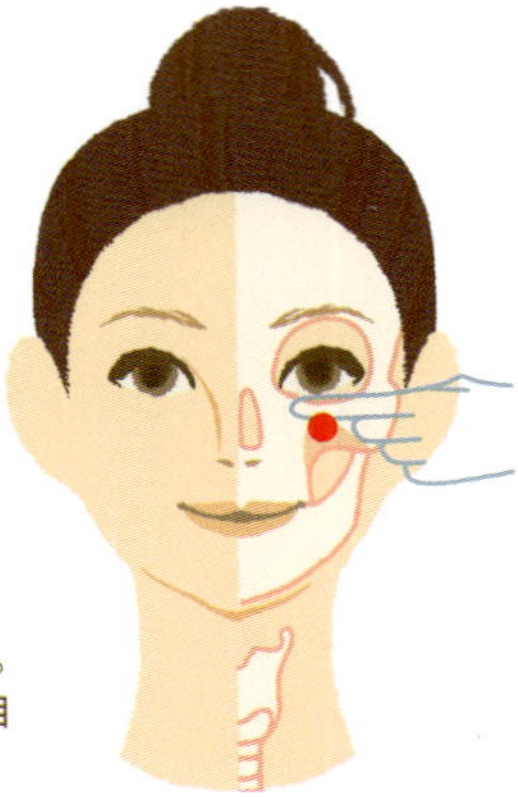

正面をまっすぐ見た時の黒目の真下の骨の縁の真ん中から指１本分下がったくぼみの部分。

名前の由来は…

「四」は「四方、周囲」、「白」は「白、明らか」の意味。このツボを押すと周囲がはっきりと見えるようになり、目の疾患に効果があることから名付けられた。

承泣《しょうきゅう》

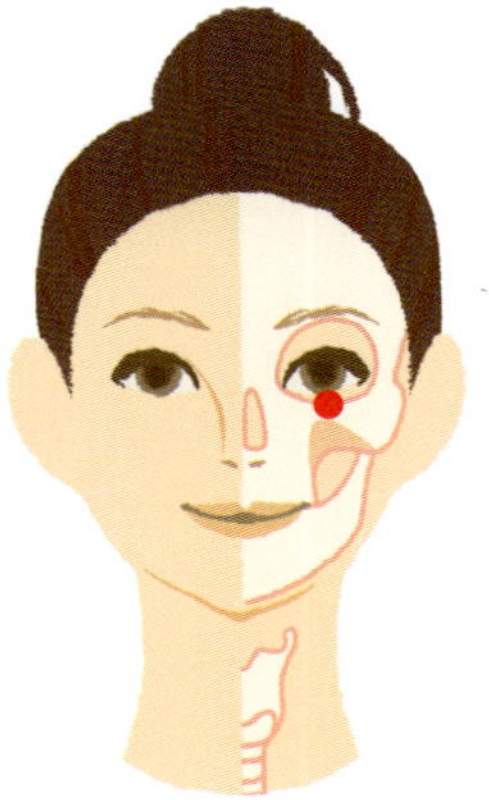

正面をまっすぐ見た時の黒目の真下の部分で、目の下の骨の際。

名前の由来は…

「承」は「うける、うけたまわる」、「泣」は「なく、なみだ」の意味。目の下にあって、涙を受けとめるツボで、目の疾患に効果があることから名付けられた。

絲竹空

しちくくう

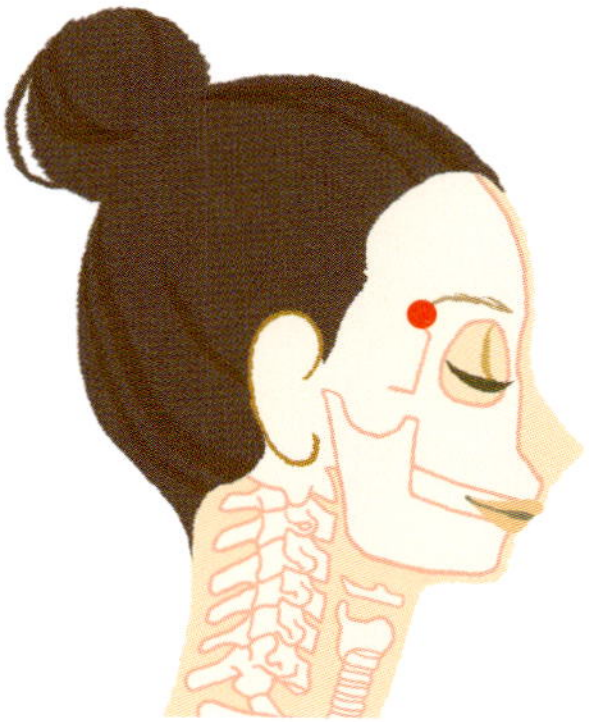

眉毛の外端の凹んだ部分。

名前の由来は…

「絲竹」とは眉毛を細い竹に例えており、「空」は「すきま」、つまりツボのことをあらわしている。

天柱

てんちゅう

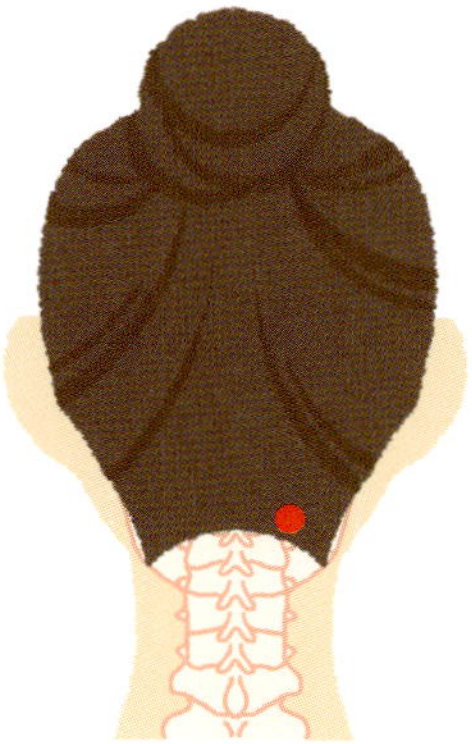

首のうしろの髪の生え際で、２本の太い筋肉（僧帽筋）の外側のくぼみ。

名前の由来は…

天柱の「天」は「頭」、「柱」は「柱」の意味。天柱は頭部を支える柱のような重要なツボといった意味から名付けられた。

目元のたるみを東洋医学的に考えると…

美容鍼灸で目元のたるみを改善する場合は、目元だけでなく、額の前頭筋やこめかみ、耳の上の側頭筋など、頭皮にもアプローチします。頭皮の血行が悪くなると、目が小さくなったように感じたり、目元がたるんで見えますので、ブラッシングやマッサージで頭皮を健康に保つことが大切です。目の周りの血行を促す四白や承泣、むくみにも効果的な絲竹空、目と関係のある首のツボ天柱がお薦めです。ただし、目の周りの皮膚は顔の中でも特に薄くて刺激に弱いので、シワにならないためにも、強くマッサージをしすぎないように気を付けてください。

「目は心の鏡」ともいわれるので、はつらつとした目元で好感度ＵＰを目指したいですね。

CHAPTER 46

くま・くすみ

四白《しはく》

正面をまっすぐ見た時の黒目の真下の骨の縁の真ん中から指1本分下がったくぼみの部分。

名前の由来は…

「四」は「四方、周囲」、「白」は「白、明らか」の意味。このツボを押すと周囲がはっきりと見えるようになり、目の疾患に効果があることから名付けられた。

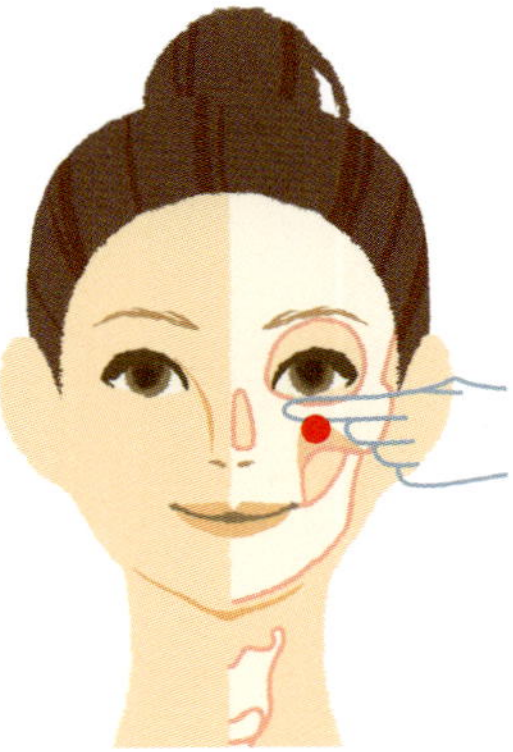

陽白《ようはく》

眉の中央から親指1本分上の部分。

名前の由来は…

「陽」は「明らか、清い」、「白」は「目の周りの筋肉の白い部分にある」ということから名付けられた。

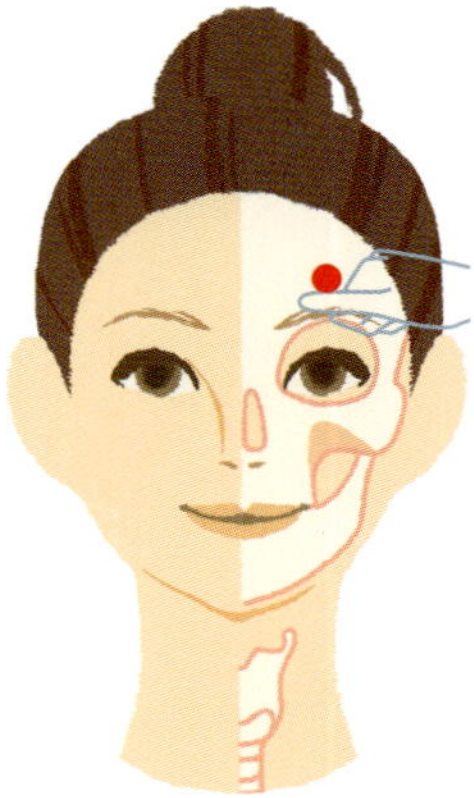

血行を良くすることが肌の透明感につながります

目元は皮膚が薄いので、毛細血管の色がそのまま浮き出て目立ちやすく、くまは、茶グマ・青グマ・黒グマの3種類に分けることができます。見分け方としては、目尻を横に引っ張って、色が動かなかったら青グマ、皮膚といっしょに色が動いたら茶グマ、色が薄くなったら黒グマです。

茶グマは、シミやくすみなどが色素沈着している状態。アイメイクを落とす時や目がかゆい時にこすり過ぎないように気を付けましょう。青グマは、目の周りの毛細血管の流れが滞り、青っぽく透けている状態。冷えや疲労が原因なので血行を良くすると目立ちにくくなります。黒グマは、たるみやシワが影になって黒っぽく見える状態。加齢が影響しているので、化粧品でエイジングケアをしたり、頭皮がたるむと目立ちやすくなるので、頭皮ケアも有効です。

水泉《すいせん》

足の内側のくるぶしの出っぱり（内果）から指２本分斜め後ろ下で、アキレス腱との間にあるくぼみ。

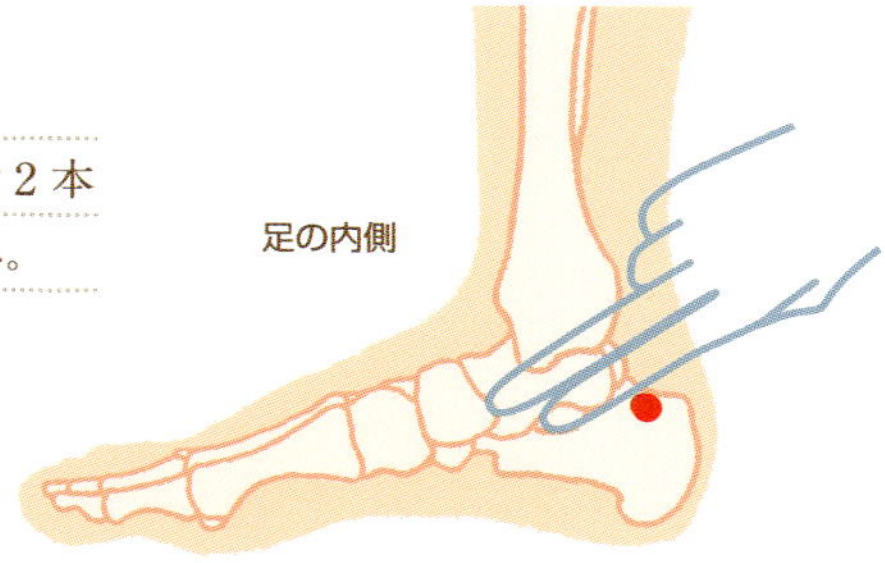

名前の由来は…

水泉が属している腎経は水と深い関係があり、水泉は腎経の重要なツボ。「水」は流れる様子を、「泉」は湧き出る様子を示し、水が深い所から溢れ出る水源という意味から名付けられた。

翳風《えいふう》

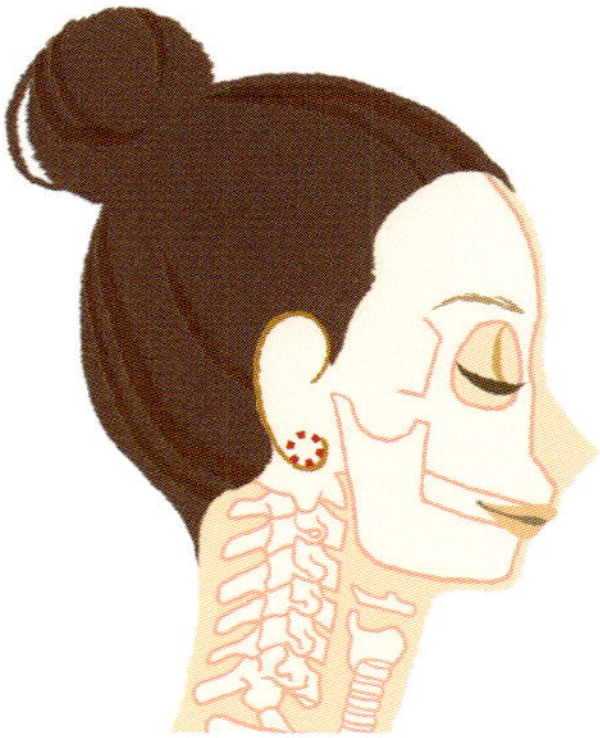

耳たぶの後ろにある、口を開けるとちょうどくぼむ部分

名前の由来は…

「翳」は「羽でできた扇子」の意味。「羽扇子」は耳に形が似ているので「耳」に例えられ、このツボは風邪の侵入を防ぐとともに耳の疾患を治すツボということで名付けられた。

くま・くすみを東洋医学的に考えると…

目元は顔の中で最も皮膚が薄い所で、毛細血管の色がそのまま現れます。くまやくすみが目立つということは、身体の血行不良のサインです。

身体の水分バランスを調整し、冷えや疲労回復効果のある水泉で、肌の潤いを取り戻しましょう。目の周りの血行促進には、眼精疲労の改善や美白にも効果的な四白・陽白をズーンと響くくらいの強さで押してください。また、首は身体と顔とをつなぐ大切な所ですので、首のコリがあると顔がくすんで見え、老けた印象になってしまいます。顔に新鮮な血液を送るために、翳風を刺激して慢性的な首のコリを改善すると、肌色が明るくなります。パソコンやテレビ、携帯画面を見続けると、無意識に瞬きの回数が少なくなるため、眼輪筋が緊張状態になり、血液循環が悪くなってしまいます。目を酷使しすぎないようにお気を付けくださいね。

CHAPTER 47

眉間のシワ

攅竹《さんちく》

眉頭と鼻のつけ根の間のくぼみ。

名前の由来は…

「攅」は「集まり、群がる様子」を意味する。眉毛が竹林のように見えることから名付けられた。

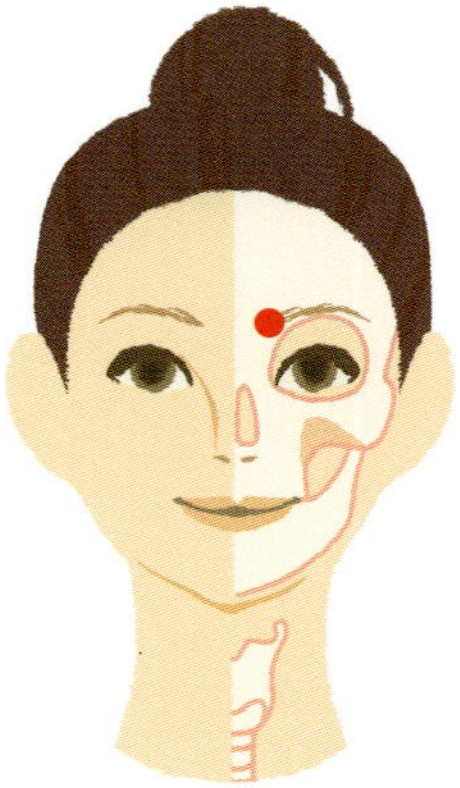

印堂《いんどう》

左右の眉頭のちょうど中間にある。

名前の由来は…

「印」は「木版」、「堂」は「場所」の意味。昔の人はこの場所に紅点を付けて美しく装った。この事から命名された。

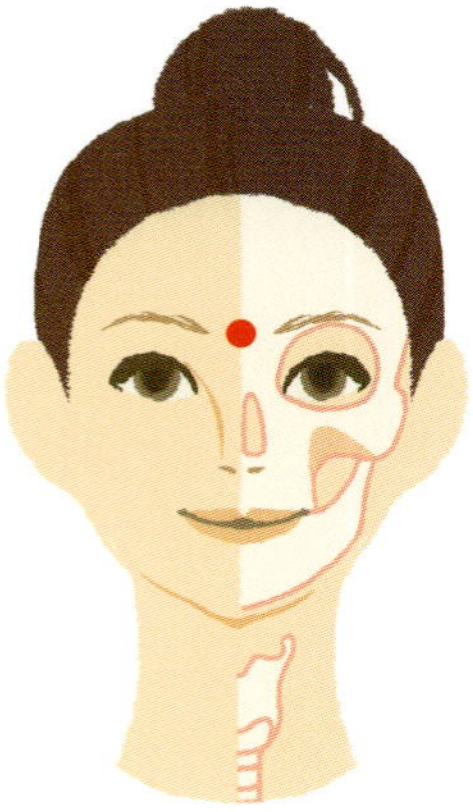

主な原因はしかめっ面。表情のクセがそのままシワに

「視力が悪く、目を細めるクセがある」「クヨクヨと考えすぎてしまう」「眼鏡やコンタクトが視力にあっていない」など、一つでも当てはまる方は、眉間のシワにご注意を。眉間のシワは重力によるたるみと違って、顔の動きに合わせてできる表情ジワの一つです。年齢とともにコラーゲン線維が変性したり断裂し、同じ表情が続くと、元に戻りにくくなります。物が見えづらくて目を凝らしてしまったり、考え事ばかりして無意識に眉間に力を入れるのが習慣になると、加齢とともにシワは深く刻まれていきます。

　肌のハリを生み出すコラーゲンが不足すると、弾力が落ちてシワが刻まれやすくなりますが、コラーゲン生成に欠かせないのは正常な血行です。血行が悪いと新しい細胞を作る栄養が行き届かないので、冷えの改善が、シワやたるみの予防となるのです。

睛明

せいめい

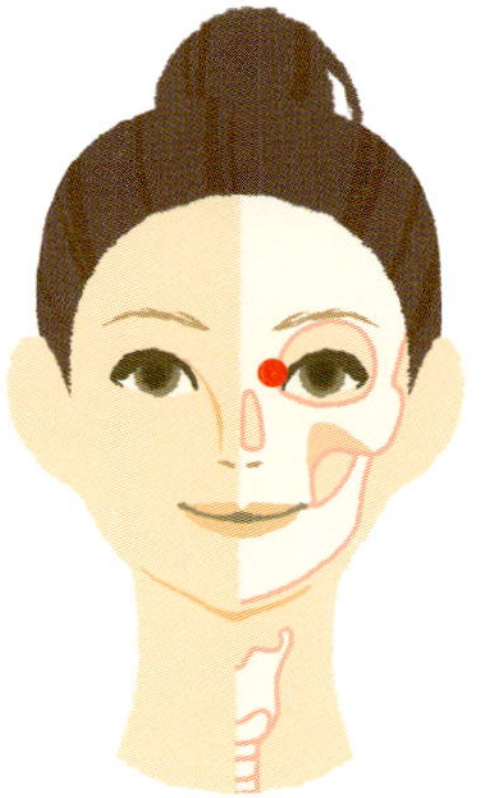

目頭の少し上の鼻寄りの所にあるくぼみ。

名前の由来は…

「睛」は「ひとみ」、「明」は「明らか、照らす」の意味。瞳のくもりが消え、鮮明に見えるようになるツボということで名付けられた。

天柱

てんちゅう

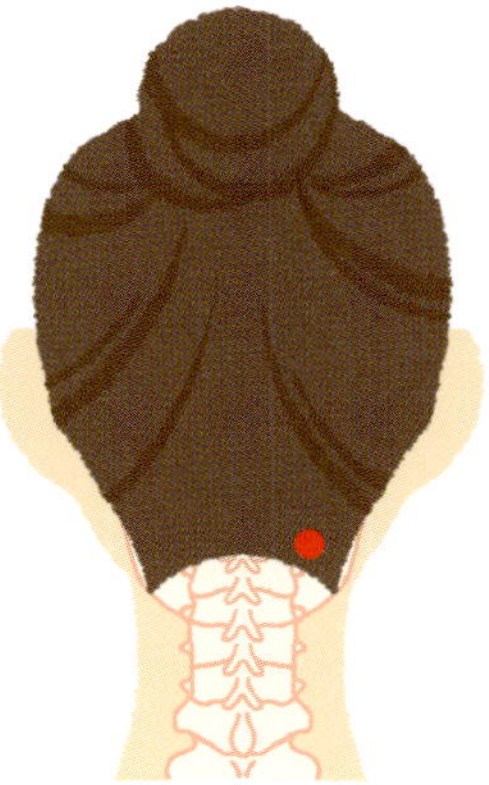

首のうしろの髪の生え際で、２本の太い筋肉（僧帽筋）の外側のくぼみ。

名前の由来は…

天柱の「天」は「頭」、「柱」は「柱」の意味。天柱は頭部を支える柱のような重要なツボといった意味から名付けられた。

眉間のシワを東洋医学的に考えると…

悩み事があったり、ストレスを溜めこみやすいと、無意識に身体に力が入ってしまい、眉間にシワができやすくなります。癖になると、寝ている間も力が抜けず、シワは深く刻まれて顔の一部に。顔の緊張を緩めるためには攅竹や印堂を気持ちいい強さで押してください。印堂はアーユルベーダでは「第三の目」といわれ、精神的な疲れが溜まりやすいところです。身体に力が入っているなと感じたら、目を閉じて印堂を開放するように深呼吸したり、寝る前に印堂をホットタオルで温めたりすると、心の緊張がほぐれます。

目の疲れや視力減退も眉間にシワができやすくなるので、睛明を刺激してください。天柱は、両手で頭を包み、親指で目の方向にズーンと響くくらいの強さで押すと効果的です。

CHAPTER 48

おでこのシワ

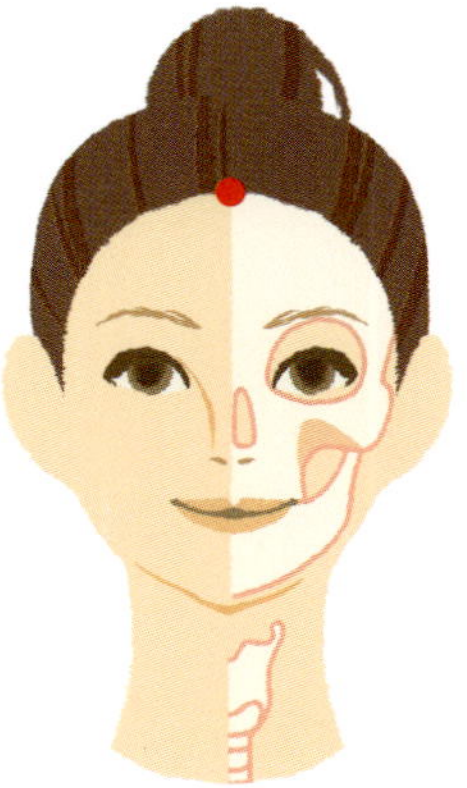

額中《がくちゅう》

前髪の生え際中央。

名前の由来は…

額中は、額の中央にあるというツボの位置から名付けられた。

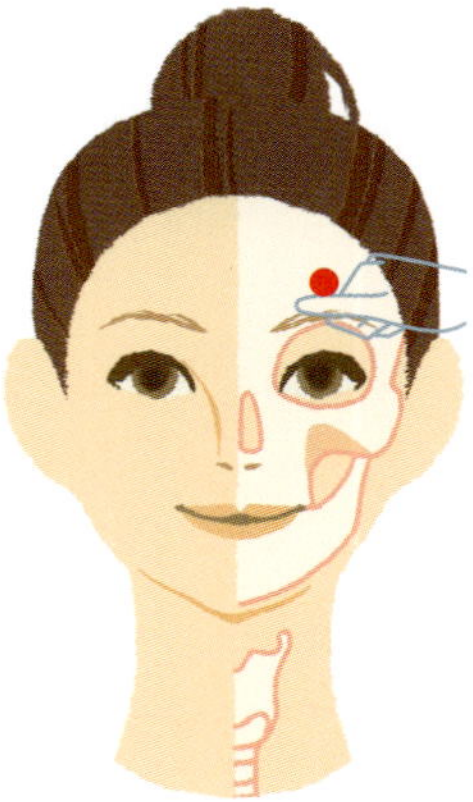

陽白《ようはく》

眉の中央から親指１本分上の部分。

名前の由来は…

「陽」は「明らか、清い」、「白」は「目の周りの筋肉の白い部分にある」ということから名付けられた。

目を見開く表情や上目使いに注意。頭皮のコリも一因です

おでこに刻まれた横ジワは、眉間のシワと同じく、表情のクセからシワになってしまうことが多い部分です。シワは筋肉が緊張することで血流が悪くなってできやすくなりますので、目を見開いたり、上目遣いが癖になっている方は、加齢とともになかなか戻らずにシワが定着してしまいます。こまめなマッサージで筋肉をほぐし、シワが深くならないようにしましょう。

また、おでこは頭皮とも深く関係しています。頭皮が固くなったり、むくんでたるんだりすると、おでこのシワにつながります。肩や首コリと違って気づきにくいですが、頭皮もコルので、ツボの刺激やマッサージするなどして緊張をほぐすと、顔のリフトアップにつながります。指先で少しずつ髪の毛をつかむようにして髪の毛を軽く引っ張ると、毛根が刺激されて、頭皮の血液循環が良くなります。

神庭

しんてい

前髪の生え際中央から親指半分上の部分。

名前の由来は…

「神」は「精神の神」、「庭」は「にわ」の意味。額から髪の毛に入る庭先にあたる精神情緒を安定させるツボということから命名。

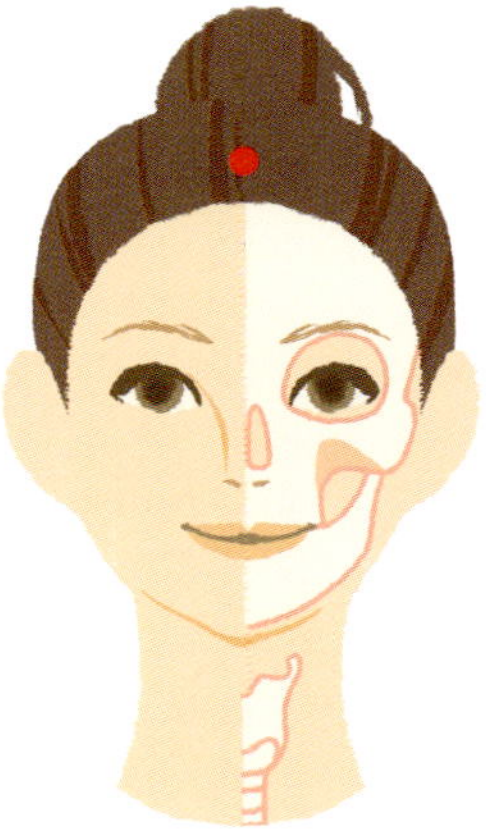

天柱

てんちゅう

首のうしろの髪の生え際で、2本の太い筋肉（僧帽筋）の外側のくぼみ。

名前の由来は…

天柱の「天」は「頭」、「柱」は「柱」の意味。天柱は頭部を支える柱のような重要なツボといった意味から名付けられた。

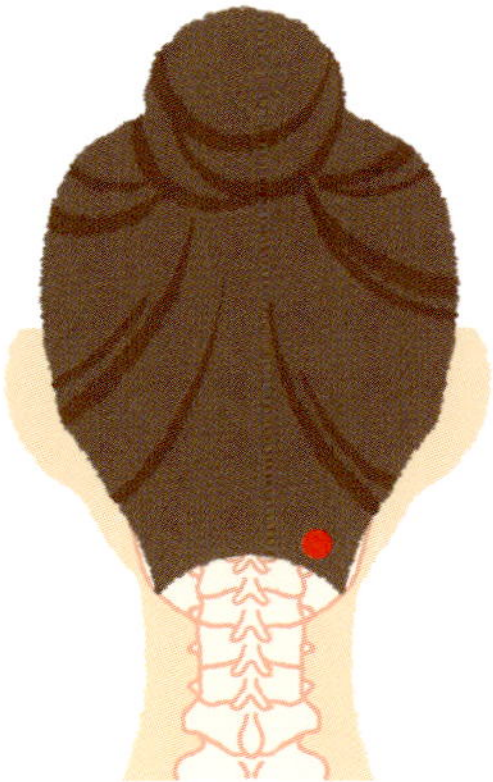

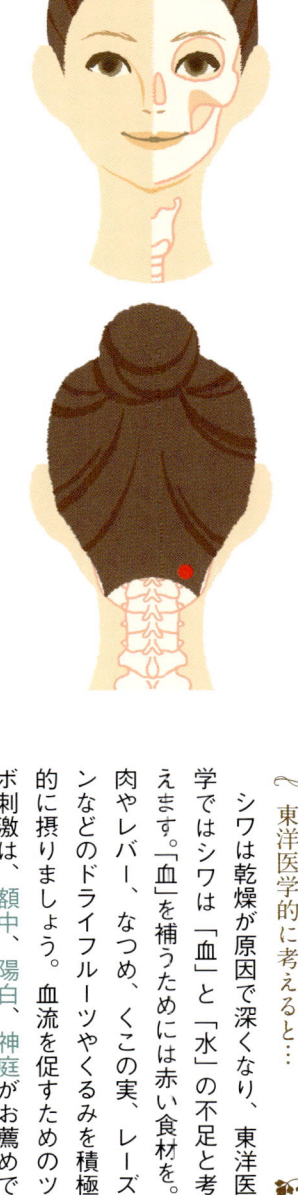

おでこのシワを東洋医学的に考えると…

シワは乾燥が原因で深くなり、東洋医学ではシワは「血」と「水」の不足と考えます。「血」を補うためには赤い食材を。肉やレバー、なつめ、くこの実、レーズンなどのドライフルーツやくるみを積極的に摂りましょう。血流を促すためのツボ刺激は、額中、陽白、神庭がお薦めです。

後頭部とおでこは「膀胱経」という一つの経絡でつながっているので、後頭部のコリや頭皮のゆるみの改善は、おでこのシワにも効果的です。頭部の血行促進には天柱を刺激してください。また、髪を結ぶ習慣のある方は、頭皮に負荷がかかりやすいので、結ぶ時に引っ張り過ぎないように注意してください。

承扶（しょうふ）…… 40、87
商陽（しょうよう）…… 61
女膝（じょしつ）…… 38
次髎（じりょう）…… 91
身柱（しんちゅう）…… 106、109
神庭（しんてい）…… 123
神門（しんもん）…… 51、72
腎兪（じんゆ）…… 71、96、101
水泉（すいせん）…… 46、119
睛明（せいめい）…… 80、121

【タ行】
太淵（たいえん）…… 100
大横（だいおう）…… 52
太谿（たいけい）…… 67、71、92、102、115
大巨（だいこ）…… 50
太衝（たいしょう）…… 37
大腸兪（だいちょうゆ）…… 47、50
大椎（だいつい）…… 58
大敦（だいとん）…… 54
太白（たいはく）…… 57
太陽（たいよう）…… 81
地機（ちき）…… 87
築賓（ちくひん）…… 74
中脘（ちゅうかん）…… 48、57、75、94、108、110
中渚（ちゅうしょ）…… 25、66
中府（ちゅうふ）…… 29
中封（ちゅうほう）…… 45
聴会（ちょうえ）…… 36
手三里（てさんり）…… 26
天井（てんせい）…… 113
天宗（てんそう）…… 28
天窓（てんそう）…… 112
天柱（てんちゅう）…… 100、117、121、123
天突（てんとつ）…… 61、65
天髎（てんりょう）…… 27

【ナ行】
内関（ないかん）…… 73、84、90、104、106

【ハ行】
肺兪（はいゆ）…… 64
白環兪（はっかんゆ）…… 86
百会（ひゃくえ）…… 85
脾兪（ひゆ）…… 49、56
風池（ふうち）…… 58、60
復溜（ふくりゅう）…… 52
浮郄（ふげき）…… 70

【ヤ行】
湧泉（ゆうせん）…… 77、101、114
陽池（ようち）…… 70、114
陽白（ようはく）…… 80、118、122
陽陵泉（ようりょうせん）…… 41、62、103、105
養老（ようろう）…… 66

【ラ行】
落枕（らくちん）…… 32
列缺（れっけつ）…… 27
労宮（ろうきゅう）…… 105

【ワ行】
和髎（わりょう）…… 75
腕骨（わんこつ）…… 30

ツボ名 index （本書でご紹介したツボに限ります）

【ア行】
足三里（あしさんり）…… 56、79
足通谷（あしつうこく）…… 62
意舎（いしゃ）…… 51
委中（いちゅう）…… 41、44
胃兪（いゆ）…… 55
委陽（いよう）…… 43、78
陰交（いんこう）…… 96
陰谷（いんこく）…… 44
印堂（いんどう）…… 120
殷門（いんもん）…… 40
陰陵泉（いんりょうせん）…… 79、102
裏内庭（うらないてい）…… 48
翳風（えいふう）…… 25、34、37、63、111、112、119
液門（えきもん）…… 33

【カ行】
解谿（かいけい）…… 65
角孫（かくそん）…… 81
額中（がくちゅう）…… 122
膈兪（かくゆ）…… 68
上廉泉（かみれんせん）…… 111
関元（かんげん）…… 46、53、59、86、91、92、103、109
環跳（かんちょう）…… 28、42
肝兪（かんゆ）…… 69、73
気海（きかい）…… 108
飢点（きてん）…… 104
期門（きもん）…… 55
丘墟（きゅうきょ）…… 78
頬車（きょうしゃ）…… 39、113
曲池（きょくち）…… 31
魚際（ぎょさい）…… 38、60
帰来（きらい）…… 94
迎香（げいごう）…… 115
京門（けいもん）…… 76
下関（げかん）…… 34
郄門（げきもん）…… 33、89
血海（けっかい）…… 68、88
肩髃（けんぐう）…… 29
肩井（けんせい）…… 26
後谿（こうけい）…… 32
合谷（ごうこく）…… 31、35、39、63
孔最（こうさい）…… 59
公孫（こうそん）…… 49、53、77、85、89、110
巨闕（こけつ）…… 64、107
腰陽関（こしようかん）…… 47、93、95
魂門（こんもん）…… 74、76
崑崙（こんろん）…… 24、42

【サ行】
三陰交（さんいんこう）…… 69、84、88、90、93、97
攅竹（さんちく）…… 120
三陽絡（さんようらく）…… 35
至陰（しいん）…… 24
志室（ししつ）…… 43、95、107
絲竹空（しちくくう）…… 67、117
膝関（しつかん）…… 45
失眠（しつみん）…… 72
四瀆（しとく）…… 30
四白（しはく）…… 116、118
照海（しょうかい）…… 97
承泣（しょうきゅう）…… 116
上巨虚（じょうこきょ）…… 54
承漿（しょうしょう）…… 36

参考文献

谷田伸治 著．このツボが効く　先人に学ぶ75名穴．アルテミシア

有藤文香 著．中医アロマセラピー　家庭の医学書．株式会社池田書店

渡辺佳子 著．「経絡リンパマッサージ」からだリセットBOOK．高橋書店

芦澤勝助 著．定本経穴図鑑．株式会社主婦の友社

岡部賢二 著．マワリテメクル小宇宙～暮らしに活かす陰陽五行．ムスビの会

岡田明三・井上美生香 著．かんたんツボ押しメソッド　1日6分で体質は変わる！悩み劇的解消！．幻冬舎

王暁明 著．経穴臨床解剖マップ．医歯薬出版株式会社

森和 監修．王暁明・金原正幸・中澤寛元 著．経穴マップ．医歯薬出版株式会社

芹澤活助 著．新版ツボ療法大図鑑．株式会社リヨン社

クロワッサン特別編集．新装版・体のツボの大地図帖（マガジンハウスムック）．マガジンハウス

周春才 編著．土屋憲明 訳．まんが経穴入門．医道の日本社

日本理療科教員連盟・（公社）東洋療法学校協会 編．教科書執筆小委員会 著．新版経絡経穴概論．医道の日本社

著者略歴

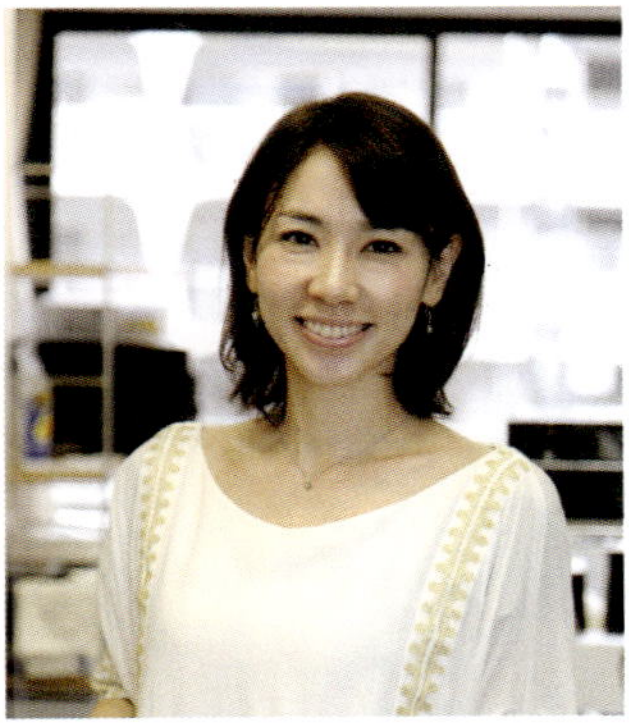

CHIHIRO

『CALISTA』代表取締役兼院長。
鍼灸師、あん摩マッサージ指圧師。
大学卒業後、TV局アナウンサー、PR会社勤務を経て、鍼灸師に。
2010年４月にマンションの一室で開業後、
2014年１月現在、恵比寿で２店舗を展開。
その間、女性向け大手情報サイトの口コミランキングで総合１位、
女性雑誌の覆面調査企画にて東京三つ星サロンに認定されるなど、
外部から高い評価を得ている。

ブックデザイン・カバーデザイン：岸和泉（株式会社ディグ）
イラスト：カミグチヤヨイ
編集協力：西野暁代

女性限定鍼灸サロンが薦める **美ツボBOOK**

2014年2月10日　初版第1刷発行

著　者　CHIHIRO

発行者　戸部慎一郎
発行所　株式会社　医道の日本社
〒237-0068　神奈川県横須賀市追浜本町1-105
電話　046-865-2161　FAX　046-865-2707

印　刷：大日本印刷株式会社

ISBN978-4-7529-1138-8　C3047